EXPOSITION UNIVERSELLE ET INTERNATIONALE DE GAND

En 1913

CATALOGUE

DE

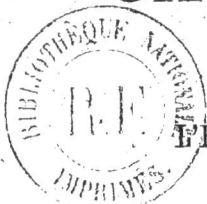

L'EXPOSITION SPÉCIALE

DE LA

VILLE DE PARIS

ET DU

DÉPARTEMENT DE LA SEINE

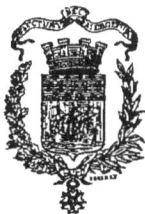

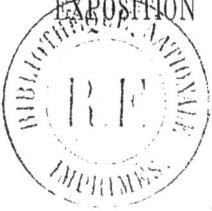

EXPOSITION UNIVERSELLE ET INTERNATIONALE DE GAND

En 1913

CATALOGUE

DE

L'EXPOSITION SPÉCIALE

DE LA

VILLE DE PARIS

ET DU

DÉPARTEMENT DE LA SEINE

EXPOSITION UNIVERSELLE ET INTERNATIONALE DE GAND

En 1913

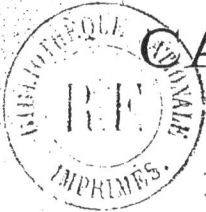

CATALOGUE

DE

L'EXPOSITION SPÉCIALE

DE LA

VILLE DE PARIS

ET DU

DÉPARTEMENT DE LA SEINE

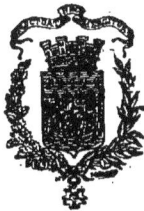

PARIS
IMPRIMERIE ET LIBRAIRIE CENTRALES DES CHEMINS DE FER
IMPRIMERIE CHAIX
SOCIÉTÉ ANONYME AU CAPITAL DE TROIS MILLIONS
Rue Bergère, 20
1913

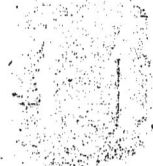

TABLE DES MATIÈRES

PRÉFECTURE

DU

DÉPARTEMENT DE LA SEINE

M. Marcel DELANNEY, C. ✻, I. ✤, C. ✤

Préfet de la Seine.

M. L. AUBANEL, ✻, I. ✤, ✤

Secrétaire général.

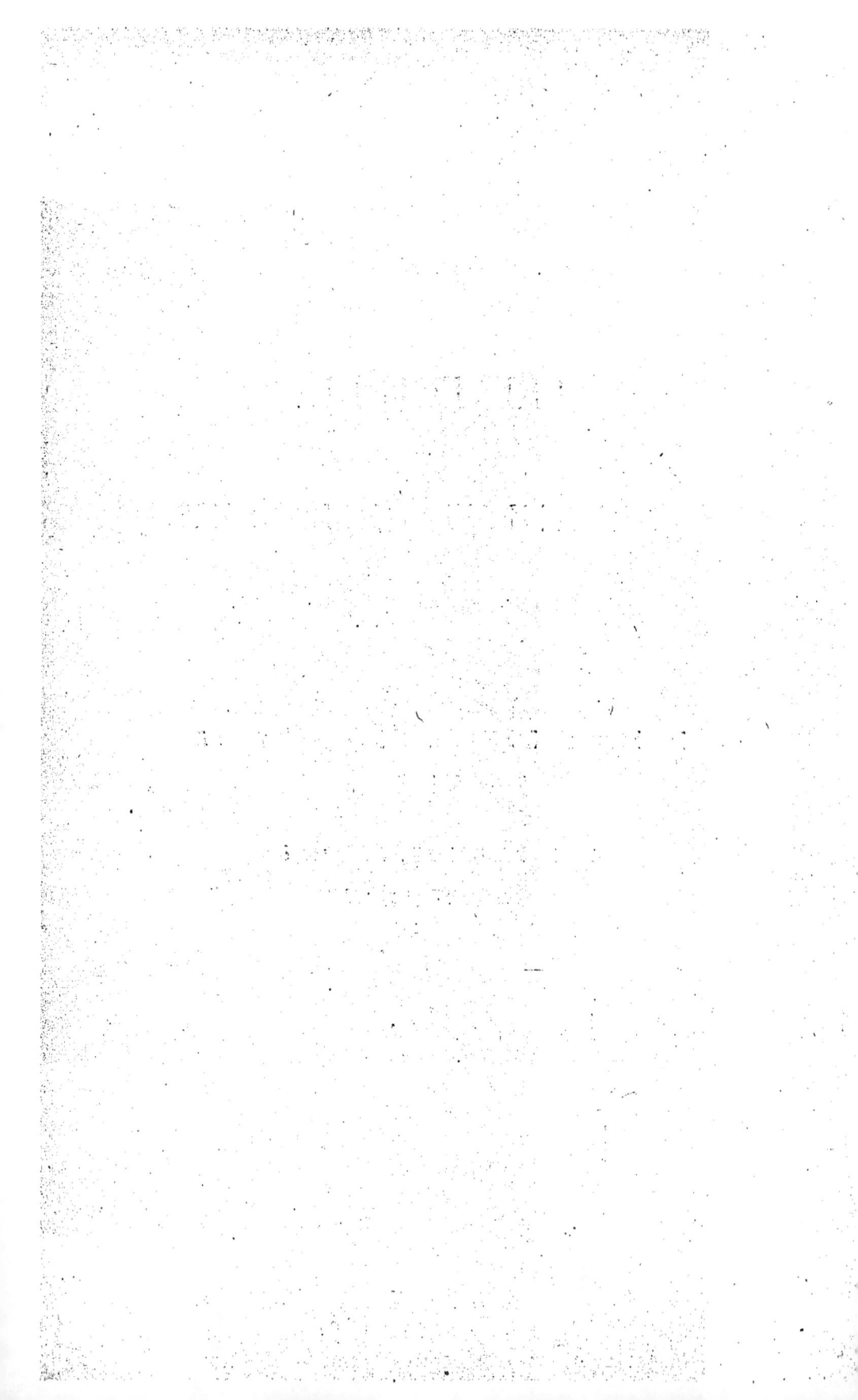

CONSEIL MUNICIPAL DE PARIS

BUREAU

MM. Henri GALLI . . . . Président.

JOUSSELIN . . . . ⎱
ÉVAIN . . . . ⎰ Vice-Présidents.

Charles FILLION . . . . ⎫
LALOU . . . . ⎬ Secrétaires.
P. QUENTIN-BAUCHART. . . . ⎪
DELAVENNE . . . . ⎭

GAY, ✻ . . . . Syndic.

COMMISSION DES EXPOSITIONS

MM.

Louis DAUSSET, ✹, ancien Président du Conseil Municipal, Rapporteur général du Budget de la Ville de Paris, *Président*.

DEVILLE, ancien Président du Conseil Municipal, Président de la 4ᵉ Commission du Conseil Municipal, *Vice-Président*.

CHAUSSE, ancien Président du Conseil Municipal, *Vice-Président*.

HÉNAFFE, ✹, I. ✹, Rapporteur général du Budget du Département, *Secrétaire*.

BELLAN, C. ✹, I. ✹, C. ✹, ancien Président du Conseil Municipal.

Ernest CARON, O. ✹, ancien Président du Conseil Municipal, Président de la 1ʳᵉ Commission du Conseil Municipal.

CHASSAIGNE-GOYON, Président du Comité du Budget.

Adolphe CHÉRIOUX, O. ✹, I. ✹, ancien Président du Conseil Municipal, Président de la 3ᵉ Commission.

Henri GALLI, Président du Conseil Municipal.

GAY, ✹, Syndic du Conseil Municipal et du Conseil Général.

GRÉBAUVAL, ancien Président du Conseil Municipal, Président de la 2ᵉ Commission du Conseil Municipal.

Louis PEUCH, Président de la 6ᵉ Commission du Conseil Municipal.

POIRIER DE NARÇAY, Président du Conseil Général.

REBEILLARD, O. ✹, ✹, ✹, Rapporteur général du Compte.

Henri ROUSSELLE, Président de la 5ᵉ Commission du Conseil Municipal.

Gérard Ducreux, Chef de Bureau à la Préfecture de la Seine, *Secrétaire administratif*.

SERVICE D'ORGANISATION ET D'INSTALLATION

MM. Louis BONNIER, O. ✳, I. ✿, ✿, Directeur des Services d'Architecture et des Promenades et Plantations, de la Voirie et du Plan de Paris, Commissaire général des Expositions municipales.

Mazoyer (C.-M.), I. ✿, ✿, Chef du Secrétariat de la Direction des Services d'Architecture et des Promenades et Plantations, chargé de la partie administrative du Service des Expositions.

Bouvard (Roger), ✳, A. ✿, ✿, Architecte diplômé du Gouvernement, chargé de la construction du Pavillon de la Ville de Paris et délégué pour les installations à Gand.

Bassompierre-Sevvrin (C.-J.-U.), A. ✿, ✿, Sous-Chef du Secrétariat de la Direction des Services d'Architecture et des Promenades et Plantations.

Brianchon (E.-M.-A.), A. ✿, ✿, Adjoint technique principal, attaché au Service des Expositions.

CONSEIL MUNICIPAL

M. PRÉVAUDEAU, I. ❀, Directeur du Secrétariat du Conseil.

M. Weiss, I. ❀, ❦, Chef du Cabinet du Président.

M. Moreaud, I. ❀, ❦, Chef du Secrétariat du Syndic.

1. — **Insigne de Conseiller municipal**, dessiné et exécuté par M. Des-
CHAMPS (Léon-Julien), né à Paris. — Élève de Dumont et de
MM. Thomas et Hippolyte Moreau. — Méd. 3e cl., 1891. — Méd.
2e cl., 1897. — Méd. arg., 1900 (E. U.). — Méd. 1re cl. 1903. — H. C.

2. — **Écharpe de Conseiller municipal.**

MÉDAILLES DE LA VILLE DE PARIS

(Exécutées par les soins de la Direction des Beaux-Arts et des Musées).

BOTTÉE (Louis-Alexandre), né à Paris. — Élève de Dumont, de A. Millet et de
Ponscarme. — Prix de Rome, 1878 (G. M.). — Méd. 3e cl., 1882. — Méd.
2e cl., 1887. — Méd. 1re cl., 1894. — ❦, 1898. — Méd. or, 1900 (E. U.). —
O. ❦, 1903. — H. C.

3. — **Enseignement du dessin** (face et revers).

BOVY (Jean-François-Antoine), né à Genève, naturalisé Français. — Élève de
Pradier. — Méd. 2e cl., 1835. — ❦, 1843. — Méd., 3e cl., 1855 (E. U.). — Mort
en 1877.

4. — **Halles Centrales** (face et revers).

5. — **Abattoirs et Marché aux bestiaux de la Villette** (face et
revers).

CHAPLAIN (Jules-Clément), né à Mortagne. — Prix de Rome, 1863 (G. M.). —
Méd. 1870. — Méd. 2e cl., 1872, — ❦, 1877. — Méd. 1re cl., 1878 (E. U.). —
Membre de l'Institut, 1881. — O. ❦, 1888. — H. C., 1889 (E. U.). — C. ❦,
Gr. Prix, 1900 (E. U.). — Mort en 1909.

6. — **Réédification de l'Hôtel de Ville** (face et revers).

7. — **Conseil Municipal (1900-1904)** (face et revers).

8. — **Conseil Municipal (1904-1908)** (face et revers).

9. — **Commémoration de l'emploi des aérostats pour la défense de Paris** (face et revers).

10. — **Centenaire de Victor Hugo** (face et revers).

DEGEORGE (Charles-Jean-Marie), né à Lyon (Rhône). — Élève de Duret, Flandrin et Jouffroy. — Prix de Rome, 1866. — Méd. 1re cl., 1875. — Méd. 2e cl., 1878. — ✶, 1880. — Mort en 1888.

11. — **Église Saint-Pierre de Montrouge** (face et revers).

DUBOIS (Alphée), né à Paris. — Elève de Barré père et de Duret. — Prix de Rome, 1855. — Méd. 1868 et 1869. — ✶, 1883. — Méd. d'argent, 1889 (E. U.). — H. C. — Mort en 1905.

12. — **Mairie du Xe arrondissement de Paris** (face et revers).

DUPUIS (Daniel-Jean-Baptiste), né à Blois (Loir-et-Cher). — Elève de Cavelier et de Farochon. — Prix de Rome, 1872 (G. M.). — Méd. 3e cl., 1877. — Méd. 3e cl., 1878 (E. U.). — ✶, 1881. — Méd. d'or, 1889 (E. U.). — O. ✶, 1898. — Mort en 1899.

13. — **La République et la Ville de Paris** (face et revers).

14. — **Église Saint-Joseph** (face et revers).

LEVILLAIN (Ferdinand), né à Paris. — Méd. 2e cl., 1872. — 1re cl., 1884 (G. M.). — Méd. arg., 1889 (E. U.). — ✶, 1892. — H. C. — Mort en 1905.

15. — **Tour Eiffel** (face et revers).

PRUD'HOMME (Georges-Henri), né au Cap-Breton (Landes). — Élève de Falguière, d'Alphée Dubois et de M. Hector Lemaire. — M. H., 1901. (G. M.). — Méd. 3e cl., 1903. — Méd. 2e cl., 1911.

16. — **La Ville de Paris** (face et revers).

17. — **Plaquette du Concours musical de la Ville de Paris** (face et revers).

18. — **Visite de l'Hôtel des Monnaies par le London County Council** (face et revers).

19. — **Commission Municipale du Vieux Paris** (face et revers).

ROTY (Louis-Oscar), né à Paris. — Élève de Dumont et de Ponscarme. — Méd. 3e cl., 1873. — Prix de Rome, 1875. — Méd. 2e cl., 1882. — Méd. 1re cl., 1885. — ✶, 1885. — Membre de l'Institut, 1888. — Grand Prix, 1889 (E. U.). — O. ✶, 1889. — Grand Prix, 1900 (E. U.). — C. ✶, 1900. — Méd. d'hon., 1905. — H. C. — Mort en 1911.

20. — **Médaille de la Commission d'Hygiène publique et de Salubrité** (face et revers).

21. — **Plaquette de l'Adduction des Sources de l'Avre** (face et revers).

RELATIONS OFFICIELLES DE FÊTES ORGANISÉES
PAR LA MUNICIPALITÉ DE PARIS

CABINET DU PRÉFET DE LA SEINE

M. Alfred FERLET, Directeur.

COMMISSION MUNICIPALE DU VIEUX PARIS

63. — **Procès-verbaux** de la Commission du Vieux Paris, de **1898 à 1911.**

(14 volumes.)

64. — **Spécimens de feuilles de l'Atlas de Paris au** $\frac{1}{1,000^e}$ **résumant les renseignements géologiques relevés dans les fouilles.**

65. — **Plan au** $\frac{1}{25,000^e}$ **donnant le relief du sol naturel de Paris,** dressé pour la Commission du Vieux Paris, par M. Vallet, I. ⚜, ⚜, Sous-Ingénieur des Mines, Sous-Inspecteur municipal.

(Travaux exécutés par l'Inspection générale des Carrières de la Seine.)

DIRECTION DES BEAUX-ARTS ET DES MUSÉES

M. Raphaël FALCOU, ✻, I. ✿, O. ✿, **Directeur.**

M. P.-Justin LAURENS, I. ✿, Inspecteur des Beaux-Arts.

M. Albert DEFAUX, ✻, I. ✿, O. ✿, Inspecteur des Musées.

SCULPTURE

SPÉCIMENS

BADIN (JEAN-VICTOR), né à Toulouse (Haute-Garonne). — M. H., 1897. — M. H., 1900 (E. U.).

66. — Le Faune à la Fontaine.

BLANCHARD (JULES), né à Puiseaux (Loiret). — Méd., 1866 et 1867. — Méd. 2ᵉ cl., 1873. — ✻, 1881. — Méd. or, 1889 (E. U.). — Membre du Jury (H. C.), 1900 (E. U.).

67 . — L'Académie des Sciences.

Mᵐᵉ DE LA FONTAINE (YVONNE), née à La Haye (Hollande). — Élève de M. Sicard.

68 . — L'Enfant au Crabe.

LEBOURG (CHARLES-AUGUSTE), né à Nantes (Loire-Inférieure). — Méd. 3ᵉ cl., 1853. — Rappel en 1859. — Méd., 1868. — H. C. — Mort en 1890.

69. — Le Travail.

MONCEL (ALPHONSE-EMMANUEL), né à Paris. — M. H., 1889. — Méd. 2ᵉ cl., 1895. — Bourse de voyage, 1895. — ✻, 1903.

70. — Le Lierre.

GRAVURE

BAHUET (ALFRED-LOUIS), né à Paris. — M. H., 1884. — Méd. 3ᵉ cl., 1887. — Bourse de voyage, 1887. — M. H., 1889 (E. U.). — M. H., 1900 (E. U.). — Mort en 1911.

71. — Faust au Combat.
72. — Faust au Sabbat.
> *D'après les dessins de Chifflart.*

BARBOTIN (WILLIAM), né à Ars, Ile-de-Ré (Charente-Inférieure). — M. H., 1880. — Prix de Rome, 1884. — Méd. 3ᵉ cl., 1893. — Méd. 2ᵉ cl., 1894. — Méd. 1ʳᵉ cl., 1899. — Méd. d'argent, 1900. — ✱, 1903.

73. — La Musique à travers les âges.
> *D'après le plafond de Gervex, à l'Hôtel de Ville de Paris..*

BÉNARD (AGRICOL-CHARLES), né à Orléans (Loiret). — M. H. 1890. — Méd. 3ᵉ cl., 1895. — Méd. 2ᵉ cl., 1898. — Méd. 1ʳᵉ cl., 1910. — H. C.

74. — La Esmeralda.
> *D'après le tableau de L.-O. Merson, à la Maison de Victor Hugo.*

BRACQUEMOND (FÉLIX), né à Paris. — Méd., 1866. — ✱, 1882. — O. ✱, 1889. — H. C.

75. — Boissy d'Anglas présidant la Convention.
> *D'après le tableau de Delacroix, au Musée de Bordeaux.*

BRUNET-DEBAINES (A.), né au Havre (Seine-Inférieure). — Méd. 2ᵉ cl., 1872 et 1873. — Méd. 1ʳᵉ cl., 1886. — Méd. or, 1889 (E. U.). — ✱, 1894. — Méd. or, 1900 (E. U.). — Méd. d'honneur, 1903. — H. C.

76. — Le Coup de Canon.
> *D'après le tableau de Ziem, au Palais des Beaux-Arts de la Ville de Paris.*

BULAND (ÉMILE-JEAN), né à Paris. — Prix de Rome, 1880. — Méd. 3ᵉ cl., 1895. — Méd. 2ᵉ cl., 1896. -- Méd. d'argent, 1900 (E. U.). — Méd. 1ʳᵉ cl., 1901. — ✱, 1903. — H. C.

77. — La Lutte.
78. — Le Réveil.
> *D'après les peintures décoratives de G. Picard, à l'Hôtel de Ville de Paris.*

CHAMPOLLION (Eugène), né à Embrun (Hautes-Alpes). — Méd. 3ᵉ cl., 1879. — Méd. 2ᵉ cl., 1881. — Méd. 1ʳᵉ cl., 1883. — Méd. d'or, 1889 (E. U.). — ✼, 1890.

79. — La Voûte d'acier.

D'après la peinture de J.-P. Laurens, à l'Hôtel de Ville de Paris.

CHIQUET (Eug.-M.-L.), né à Limeray (I.-et-L.). — M. H., 1890. — Méd. 2ᵉ cl., 1900. — Méd. bronze. 1900 (E. U.). — Méd. 1ʳᵉ cl., 1903. — H. C.

80. — La Terre.

D'après la peinture de Buland, à l'Hôtel de Ville de Paris.

COPPIER (André-Charles), né à Annecy (Haute-Savoie). — M. H., 1890. — Méd. 3ᵉ cl., 1891. — Bourse de voyage, 1891. — Méd. 2ᵉ cl., 1898. — Méd. d'argent, 1900 (E. U.). — Méd. 1ʳᵉ cl., 1901. — H. C.

81. — Élisabeth d'Autriche.

D'après Clouet (Musée du Louvre).

DEBLOIS (Charles-Théodore), né à Fleurines (Oise). — Prix de Rome, 1878. — M. H., 1882. — Méd. 3ᵉ cl., 1888. — M. H., 1889 (E. U.). — Méd. d'argent, 1900. — ✼, 1903.

82. — L'Entrée de Louis XI à Paris.

D'après le panneau décoratif de Tattegrain, à l'Hôtel de Ville de Paris.

DELZERS (Antonin-Jean), né à Castelsarrazin (Tarn-et-Garonne). — M. H., 1898. — Méd. 3ᵉ cl., 1900. — Bourse de voyage, 1900. — Méd. 2ᵉ cl., 1901. — H. C.

83. — La Mort de l'Émir.

D'après le tableau de Benjamin Constant (Palais des Beaux-Arts).

DHARLINGUE (Gustave). — Méd. 3ᵉ cl., 1883. — Méd. 2ᵉ cl., 1885. — H. C.

84. — L'Eau.

D'après la peinture de Berton, à l'Hôtel de Ville de Paris.

DILLON (Henry-Patrice), né à San-Francisco (Californie). — M. H., 1890. — Méd. 3ᵉ cl., 1892. — ✼, 1896. — Méd. d'argent. 1900 (E. U.). — H. C.

85. — Le Retour du Troupeau le Soir.

D'après le tableau de Karl Cartier.

FAUCHON (Hippolyte), né à Paris. — Méd. 3ᵉ cl., 1888. — Méd. 2ᵉ cl., 1892. — M. H., 1900 (E. U.). — H. C.

86. — L'Histoire.

D'après la peinture de Thirion, à l'Hôtel de Ville de Paris.

FOCILLON (Victor-Louis), né à Dijon (Côte-d'Or). — M. H., 1886. — M. H., 1889 (E. U.). — Méd. 3e cl., 1891. — Méd. 2e cl., 1894. — Méd. d'or, 1900 (E. U.). — Méd. 1re cl., 1901. — Méd. d'honneur, 1906. — ✳, 1906. — H. C.

87. — L'Orage.

D'après Everdingen (Collection Dutuit).

FONCE (C.), né à Briare (Loiret). — M. H., 1889. — Méd. 3e cl., 1896. — Méd. 2e cl., 1897. — Méd. d'argent, 1900 (E. U.). — ✳, 1906. — H. C.

88. — Bagatelle.

Gravure originale.

FRAIPONT (Gustave), né à Bruxelles. — M. H., 1882. — ✳, 1896. — H. C.

89. — Le Feu.

D'après le panneau décoratif de Rixens, à l'Hôtel de Ville de Paris.

GIROUX (Charles), né à Limoges (Haute-Vienne). — M. H., 1886. — Bourse de voyage, 1886. — Méd. 3e cl., 1890. — Méd. 2e cl., 1894. — M. H., 1889 (E. U.). — Méd. d'argent, 1900 (E. U.). — Méd. 1re cl., 1909. — H. C.

90. — Portrait d'inconnu.

D'après le tableau de Prudhon, au Musée Carnavalet.

GOTTLOB (Fernand-Louis), né à Paris. — M. H., 1893. — Méd. d'argent, 1900 (E. U.).

91. — Les Derniers Camisards.

Gravure originale.

GREUX (Gustave), né à Paris. — Méd. 3e cl., 1873. — Méd. 2e cl., 1876. — Méd. de br., 1889 (E. U.). — Méd. d'or, 1900 (E. U.).

92. — Hymne de la Terre au Soleil.

D'après le plafond de Georges Bertrand, à l'Hôtel de Ville de Paris.

JACQUET (Jules), né à Paris. — Prix de Rome, 1870. — Méd. 2e cl., 1875. — Rapp. 1876. — Méd. 1re cl., 1882. — ✳, 1883. — Méd. d'or, 1889 (E. U.). — O. ✳, 1895. — Méd. d'or, 1900 (E. U.). — Mort en 1913.

93. — Le Triomphe de l'Art.

D'après le plafond de Bonnat, à l'Hôtel de Ville de Paris.

94. — Nymphe couchée.

D'après le tableau de Henner, au Palais des Beaux-Arts de la Ville de Paris.

LAGUILLERMIE (Auguste-Frédéric), né à Paris. — Prix de Rome, 1866. — Méd. 2e cl., 1877. — ✳, 1882. — Méd. d'arg., 1889 (E. U.). — Méd. d'hon., 1890. — Grand Prix, 1900 (E. U.), O. ✳, 1903. — H. C.

95. — Madame Récamier.

D'après le tableau du baron Gérard, au Palais des Beaux-Arts de la Ville de Paris.

LECOUTEUX (Lionel-Aristide), né au Mans (Sarthe). — Méd. 3e cl., 1879. — Méd. 2e cl., 1881. — Méd. 1re cl. 1884. — Méd. d'or, 1889 (E. U.). — ✻, 1891. — Méd. d'honneur, 1899. — Grand Prix, 1900 (E. U.).

96. — Les Halles.

D'après le panneau décoratif de Léon Lhermitte, au Palais des Beaux Arts de la Ville de Paris.

LEFORT (Henri-E.), né à Paris. — Méd. 3e cl., 1881. — Bourse de voyage, 1881. — Méd. 2e cl., 1885. — M. B., 1889 (E. U.). — ✻, 1890. — Méd. d'hon., 1896. — Membre du Jury, H. C., 1900 (E. U.).

97. — Les Joies de la Vie.

D'après la peinture de Roll, à l'Hôtel de Ville de Paris.

98. — La Sieste.

D'après le tableau de Courbet, au Palais des Beaux-Arts de la Ville de Paris.

LOPISGICH (Georges-Ant.), né à Vichy (Allier). — M. H., 1886. — Méd. 3e cl., 1899. — Méd. br., 1900 (E. U.). — Mort en 1913.

99. — Paysage.

D'après le tableau de Van der Neer (Collection Dutuit).

Mlle MAIREAU (Rose), née à Etrœungt (Nord). — M. H., 1893. — Méd. br., 1900 (E. U.). — Méd. 3e cl., 1902.

100. — La Fontaine Médicis.

D'après la peinture de Guillemet, à l'Hôtel de Ville de Paris.

MAUROU (Paul), né à Avignon (Vaucluse). — M. H., 1881. — Méd. 3e cl. 1882. — 2e cl., 1886. — Méd. d'hon., 1892. — ✻, 1892. — Membre du Jury (H. C.), 1900 (E. U.). — O. ✻, 1910. — H. C.

101. — Étienne Marcel protégeant le Dauphin.

102. — Anne du Bourg.

103. — Arrestation du Conseiller Broussel.

D'après les panneaux décoratifs de J.-P. Laurens, à l'Hôtel de Ville de Paris.

MAYEUR (Arthur-Jules), né à Bouvigny-Boyeffles (Pas-de-Calais). — Méd. 3e cl., 1896. — Prix de Rome, 1896. — Méd. 2e cl., 1902. — 1re cl., 1909. — H. C.

104. — L'Assemblée dans un Parc.

D'après Pater (Collection Dutuit).

MIGNON (ABEL), né à Bordeaux (Gironde). — M. H., 1887. — Bourse de voyage, 1889. — Méd. 3e cl., 1892. — 2e cl., 1895. — 1re cl., 1900. — Méd. d'or, 1900 (E. U.). — Méd. d'hon., 1907. — ✳, 1908. — H. C.

105. — La Fée aux Iris.
  Gravure originale.

MORDANT (DANIEL), né à Quimper (Finistère). — Méd. 3e cl., 1883. — M. H., 1889 (E. U.). — Méd. d'or, 1900 (E. U.).

106. — La Famille.
  D'après le tableau de Carrière, au Palais des Beaux-Arts de la Ville de Paris.

OUTHWAITE

107. — L'Automne.

108. — L'Hiver.
  D'après les peintures de Léon Cogniet, à l'ancien Hôtel de Ville de Paris.

PRUNAIRE (LÉON-A.), né à Paris. — M. H., 1889. — Méd. d'arg., 1900 (E. U.).

109. — L'Amateur d'Estampes.

110. — L'Escalier du Palais de Justice.
  D'après Daumier (Palais des Beaux-Arts de la Ville de Paris).

RAFFAELLI (JEAN-FRANÇOIS), né à Paris. — ✳, 1889. — Méd. d'or, 1900 (E. U.). — O. ✳, 1906.

111. — Le Port Saint-Nicolas.
  Gravure originale.

TAVERNE (PIERRE-GUSTAVE), né à Bordeaux. — M. H., 1891. — Méd. 3e cl., 1899· — Méd. br., 1900 (E. U.). — 2e cl., 1906. — ✳, 1912. — H. C.

112. — La Moisson.

113. — La Vendange.
  D'après les panneaux décoratifs de G. Bertrand, à l'Hôtel de Ville de Paris.

WILLMANN (RODOLPHE-BERNARD), né à Strasbourg (Bas-Rhin).

114. — Le Printemps.

115. — L'Été.
  D'après les peintures de Léon Cogniet, à l'ancien Hôtel de Ville de Paris.

GRAVURE EN MÉDAILLES

Médailles du Conseil Municipal de Paris. (Voir page 12).
Médailles du Conseil Général de la Seine. (Voir page 71).

EXPOSITION RÉTROSPECTIVE

Georges CAIN, O. ✿, Conservateur du Musée Carnavalet.

Jean ROBIQUET, ✿, Conservateur adjoint du Musée Carnavalet.

BOISERIES

116. — Salon d'époque Louis **XIV** (transition) en chêne sculpté.

117. — Salon d'époque Louis **XV**, boiseries peintes et dorées, ornées de cartouches en camaïeu.

118. — Salon d'époque Louis **XVI**, boiseries peintes, cadres de glaces et dessus de portes dorés.

> (Ces trois pièces appartenant aux collections du musée Carnavalet, proviennent d'anciens hôtels parisiens, précédemment situés rue de Grenelle-Saint-Germain, rue du Regard et rue de Varennes).

119. — Traverse d'alcôve en chêne sculpté, d'époque Louis **XV**.

120. — Traverse d'alcôve, même époque.

(Musée Carnavalet.)

PEINTURES

ÉCOLE FLAMANDE.

BRAUWER (ADRIEN) 1608-1638

121. — Intérieur de cabaret.

(Collection Kleinberger.)

FYT (JEAN) 1609-1661

122. — Nature morte.

123. — Nature morte.

(Collection Kleinberger.)

HALS (FRANS) 1584-1666

124. — Étude d'homme.

(Collection Kleinberger.)

125. — Tête d'enfant riant.

(Collection Albert Lehmann.)

LEISTER (Judith) — MOLENAER † 1660

126. — Joueur de Guitare.

(Collection Albert Lehmann.)

RUBENS (Pierre-Paul) 1577-1640

127. — Allégorie.

(Collection Albert Lehmann.)

128. — Le triomphe de l'Eucharistie sur l'Hérésie, esquisse.

129. — Le triomphe de l'Eucharistie sur l'ignorance et l'aveuglement, esquisse.

(Collection Kleinberger.)

TÉNIERS (David) 1610-1690

130. — Moncada est élu par les nobles et l'Église pour protéger la Reine contre les troupes rebelles de Bernardo Cabrera.

131. — Moncada chasse les rebelles.

132. — Moncada reçoit les clefs de la ville des mains de Bernardo Cabrera.

(Collection Kleinberger.)

133. — Saint Antoine.

(Collection Kleinberger.)

VAN DYCK (Antoine) 1599-1641

134. — Portrait d'homme.

(Collection de Mme Roger Douine.)

135. — Portrait d'homme.

(Collection Albert Lehmann.)

ÉCOLE FRANÇAISE (XVIIIe SIÈCLE)

BOUCHER (François) 1703-1770

136. — Buste de jeune fille.

(Collection Albert Lehmann.)

DROUAIS (François-Hubert) 1727-1775

137. — Portrait de Mme Foulon, née de Sauvigny.

(Collection Albert Lehmann.)

GREUZE (Jean-Baptiste) 1725-1805

138. — **Étude de jeune fille, buste.**

(Collection Albert Lehmann.

LERICHE (J.-F.-J.) XVIIIe SIÈCLE

139 à 142. — **Quatre panneaux décoratifs : oiseaux et fleurs.**

(Collection Georges Samary.)

ROBERT (Hubert) 1733-1808

143. — **Environs de Tivoli.**

144. — **Campagne romaine.**

(Collection Albert Lehmann.)

DESSINS

École Flamande (XVIIe siècle).

VAN DYCK (Antoine) (attribué à)

145. — **Portrait d'homme,** dessiné à la pierre noire.

(Ancienne collection Destailleur.)

École Française (XVIIIe siècle).

LEBARBIER (J.-J.-F.) 1738-1826

146. — **L'hôtel Thélusson** (aquarelle).

(Musée Carnavalet.)

MARÉCHAL

147. — **L'entrée du Jardin des Tuileries** (dessin rehaussé).

(Musée Carnavalet.)

NICOLLE

148. — **La Seine vue de l'œil-de-bœuf de la colonnade du Louvre.**

(Musée Carnavalet.)

PERRONNEAU (Jean-Baptiste) 1715-1783

149. — **Portrait de jeune garçon,** pastel.

(Collection Albert Lehmann.)

SWEBACH-DESFONTAINE (J.-F.-J.) 1769-1823

150. — **La Petite Provence, aux Tuileries** (aquarelle).

151. — Le Pont Tournant, aux Tuileries (aquarelle).

152. — La Fête de la Fédération (aquarelle).

(Musée Carnavalet.)

THIAN

153. — Projet pour le théâtre de l'Odéon (lavis rehaussé).

(Musée Carnavalet.)

THIERRY (Ch.-S.) 1755-1851

154. — Démolition de l'église Saint-André des Arts (aquarelle).

(Musée Carnavalet.)

VAUZELLE (Jean-Lubin) 1776-183.

155. — Le Guichet de la cour du Louvre (aquarelle).

(Musée Carnavalet.)

ANONYMES

156. — Le Bassin des Tuileries au XVIIIe siècle (plume et aquarelle).

157. — La Statue de la Liberté, sur la place de la Révolution (aquarelle).

158. — Le Château de Meudon au XVIIIe siècle (plume et lavis).

(Musée Carnavalet.)

GRAVURES

DAGOTY (Jacques-Gauthier) 1717-1785

159. — Portrait de Louis **XV** (gravure en couleurs).

(Collection F. Guérault.)

DEBUCOURT (L.-P.) 1755-1832

160. — Portrait de La Fayette (gravure en couleurs).

LECŒUR

161. — Le Bal de la Bastille (gravure en couleurs, d'après Swebach).

SMITH (J.-R.) 1740-18...

162. — Portrait du duc d'Orléans (Philippe-Égalité), gravure en couleurs, d'après Reynolds.

(Musée Carnavalet.)

SCULPTURE

BOLOGNE (Jean de) 1524-1608

163. — **Mercure**, statuette bronze, fonte XVIIe siècle.

(Collection Heilbronner.)

FALCONET 1716-1791

164. — **Deux statuettes de femmes, bronzes montés sur des socles de marbre. Ornements ciselés par Gouttière.**

(Collection de Mme Doucet.)

HOUDON 1741-1828

165. — **Buste du peintre Joseph Vernet** (bronze).

(Musée des Arts décoratifs. — Collection Doistau.)

MEUBLES ET TAPISSERIES

166. — **Commode d'époque Louis XV en laque, décor polychrome.**

167. — **Commode d'époque Régence, en marqueterie,** signée MIGEON.

(Collection Guérault.)

168. — **Secrétaire d'époque Louis XVI,** signé WEISWELLER, et ayant appartenu à la Princesse de Lamballe.

169. — **Commode d'époque Louis XVI,** signée WEISWELLER, même provenance.

(Collection Guérault.)

170 et **171.** — **Deux consoles bois doré, d'époque Louis XIV.**

172 et **173.** — **Deux panneaux de tapisseries d'époque XVIIIe siècle.**

174 à **179.** — **Six fauteuils d'époque Louis XVI, bois doré et tapisserie.**

(Collection Guérault.)

180 et **181.** — **Deux fauteuils d'époque Régence, bois sculpté.**

182 et **183.** — **Deux fauteuils-marquises en tapisserie d'Aubusson,** décor à fleurs, époque Louis XVI.

184. — **Meuble d'appui en bois de rose, époque Louis XVI.**

185. — **Écran tapisserie, cadre de bois doré, d'époque Louis XIV.**

186. — **Bureau-cylindre en marqueterie, d'époque Louis XVI.**

187 à **190.** — **Quatre petits panneaux en tapisserie des Gobelins,** décor à personnages, époque Louis XVI.

(Collection Jansen.)

191. — Écran en bois doré d'époque Louis XVI, tapisserie Louis XIV.

(Musée Carnavalet.)

192 et 193. — **Deux consoles culs-de-lampe, bois doré, époque Louis XIV.**

(Collection Fournier.)

CÉRAMIQUE

---

194 et 195. — **Deux bouteilles en vieux Nevers bleu, tiqueté de blanc, monture bronze.**

196 et 197. — **Deux réchauds en faïence, décor Louis XVI.**

198. — **Groupe en biscuit : Les Serments de l'Hymen.**

(Musée Carnavalet.)

199. — **Statuette de Louis XV, en terre de Lorraine.**

200. — **Statuette de Marie Leczinska, en terre de Lorraine.**

(Collection Jansen.)

201. — **Statue de Koua-Nine, en blanc de Chine.**

202. — **Pendule XVIII**e **siècle, bleu de Chine et bronze doré.**

203 et 204. — **Candélabres XVIII**e **siècle, bleu de Chine et bronze doré.**

205 et 206. — **Deux potiches vertes en Chine, XVI**e **siècle.**

207 et 208. — **Deux rouleaux de Chine, famille rose.**

209 et 210. — **Deux petits vases carrés en bleu de Chine.**

*(Collection de M*me *Langweil.)*

OBJETS D'ART DIVERS

---

211 et 212. — **Deux soupières en argent ciselé, d'époque Louis XVI.**

213. — **Légumier en argent ciselé, d'époque Régence.**

214 à 217. — **Quatre gobelets anciens en argent ciselé.**

219. — **Mouchettes en argent ciselé, montées sur plateau, époque Louis XV.**

(Collection Félix Doistau.)

220. — **Pendule à la Fédération (1791), marbre et bronze doré.**

(Musée Carnavalet.)

221. — **Pendule d'époque Louis XVI, bronze ciselé et doré.**

222 et **223.** — Candélabres d'époque Louis **XVI** : Femmes portant des flambeaux, bronze et marbre.

(Collection Georges Samary.)

224. — Pendule d'époque Régence, décor en vernis **Martin**.

(Collection Jansen.)

225. — Guitare Louis **XVI**, décor vernis **Martin**, monture bois doré.

226. — Ciboire en cuivre doré.

(Musée Carnavalet.)

227. — Baromètre d'époque Louis **XVI**, bois peint et sculpté, décor en imitation de **Wegwood**.

228 et **229.** — Deux hallebardes, d'époque **XVII**° siècle.

(Collection Félix Doistau.)

230. — Lustre en cristaux taillés, style Louis **XIV**.

(Collection Baguès.)

DENTELLES ET PIÈCES DE VITRINES

---

231. — Collection de miniatures anciennes, par François GUÉRIN, Mlle LEDOUX, etc.

232. — Collection de boîtes et de tabatières (boîtes en écailles ornées de miniatures ou d'applications, boîtes en émaux de Genève, boîtes en argent et en or).

(Collection de Mme Rigaud.)

233. — Collection d'étuis et de nécessaires **XVIII**^e siècle (étuis et souvenirs d'amitié en Pomponne, en nacre rehaussée d'argent, en galuchat, etc.).

(Collection de Mme Rigaud.)

234. — Éventails d'époques Louis **XIV**, Louis **XV** et Louis **XVI**.

(Collection de Mme Rigaud.)

235. — Importante collection de dentelles flamandes : point de Flandre, point de Bruxelles, points de Bruges, point de Benges, etc. (dessus de lit, volants, mouchoirs, écharpes, barbes de dentelles, etc.).

(Collection de Mme Rigaud.)

SECRÉTARIAT GÉNÉRAL

SERVICE DE LA BIBLIOTHÈQUE ET DES TRAVAUX HISTORIQUES

M. Poete (Marcel), I. ✺, Inspecteur des Travaux historiques, Conservateur de la Bibliothèque de la Ville de Paris.

PREMIÈRE PARTIE

PUBLICATIONS DU SERVICE

I. — HISTOIRE GÉNÉRALE DE PARIS

Ouvrages parus jusqu'en 1912.

236. — **Introduction à l'Histoire générale de Paris.** — Plan de la collection, précédents historiques, par L.-M. Tisserand, 1 volume.

237. — **Topographie historique du Vieux Paris.** — T. I et II. Région du Louvre et des Tuileries, par A. Berty et H. Legrand. — T. III et IV. Région des bourg et faubourg Saint-Germain, par A. Berty, complétée par L.-M. Tisserand et Th. Vacquer. — T. V. Région occidentale de l'Université. — T. VI. Région centrale de l'Université, par feu A. Berty, continuée par L.-M. Tisserand, avec la collaboration de Camille Platon *(Ouvrage en cours de publication.)*

238. — **Paris et ses historiens, aux XIVe et XVe siècles,** par Le Roux de Lincy, Conservateur honoraire à la Bibliothèque de l'Arsenal, et L.-M. Tisserand, 1 volume.

239. — **Les anciennes Bibliothèques de Paris.** — (Églises, monastères, couvents), par Alfred Franklin, Conservateur de la Bibliothèque Mazarine, 3 volumes.

240. — **Le Cabinet des Manuscrits de la Bibliothèque Nationale,** par Léopold Delisle, Membre de l'Institut, Administrateur général de la Bibliothèque Nationale, 3 volumes et un atlas de 50 planches d'écriture du ve au xve siècle.

241. — **Les Armoiries de la Ville de Paris**, par le comte A. DE COETLO-GON et L.-M. TISSERAND, 2 volumes.

242. — **Les Jetons de l'Échevinage parisien,** par D'AFFRY DE LA MONNOYE, 1 volume.

243. — **Le Livre des Métiers d'Étienne Boileau,** par R. DE LESPINASSE et F. BONNARDOT, Archivistes-paléographes, 1 volume.

244. — **Les Métiers et Corporations de la Ville de Paris,** xive-xviiie siècle, par R. DE LESPINASSE, Archiviste-paléographe. — T. I. Ordonnances générales. Métiers de l'alimentation. — T. II. Orfèvrerie, sculpture, mercerie. ouvriers en métaux, bâtiment et ameublement. — T. III. Tissus, étoffes, vêtement, cuirs et peaux, métiers divers.

245. — **Les Registres du Bureau de la Ville.** — Recueil des délibérations de l'ancienne municipalité parisienne. — T. I (1499-1526), par F. BONNARDOT, Archiviste-paléographe. — T. II (1527-1539), par A. TUETEY, Sous-chef de section aux Archives nationales. — T. III (1539-1552). par Paul GUÉRIN. Archiviste aux Archives nationales. — T. IV (1552-1558), par F. BONNARDOT. — T. V. (1558-1567). par A. TUETEY. — T. VI (1568-1572), par Paul GUÉRIN. — T. VII (1572-1576), par F. BONNARDOT. — T. VIII (1576-1586), par Paul GUÉRIN. — T. IX (1586-1590), par F. BONNARDOT. — T. X (1590-1594). par Paul GUÉRIN. — T. XI (1594-1598), par A. TUETEY. — T. XII (1598-1602), par Paul GUÉRIN. — T. XIII (1602-1605), par Paul GUÉRIN. — T. XIV (1605-1610), par Léon LE GRAND, Archiviste aux Archives nationales. *(Ouvrage en cours de publication.)*

246. — **Cartulaire général de Paris.** — T. I. Chartes de 528 à 1180, par R. DE LASTEYRIE, Professeur à l'École des Chartes. *(Ouvrage en cours de publication.)*

247. — **Épitaphier du Vieux Paris,** par E. RAUNIÉ, Archiviste-paléographe. — Recueil général des inscriptions funéraires des églises, couvents, collèges, hospices, cimetières et charniers, depuis le moyen âge, jusqu'à la fin du xviiie siècle. — T. I. Saint-André-des-Arcs, Saint-Benoît, nos 1 à 524. — T. II. Bernardins, Charonne, nos 525 à 980. — T. III. Chartreux, Saint-Étienne-du-Mont, nos 981 à 1510. *(Ouvrage en cours de publication.)*

248. — **La Bastille,** par F. BOURNON, Archiviste-paléographe. — Histoire et description des bâtiments, administration, régime de la prison, événements historiques, 1 volume.

249. — **Atlas de la Censive de l'Archevêché dans Paris.** — Reproduction en fac-similé publiée avec des notices extraites du Terrier de l'Archevêché, par Armand BRETTE. — T. I. *(Ouvrage en cours de publication.)*

250. — **Paris à l'époque gallo-romaine.** — Étude faite à l'aide des papiers et des plans de Th. VACQUER, par F.-G. de PACHTERE, agrégé d'histoire et de géographie, ancien membre de l'École Française de Rome.

II. — COLLECTION DE DOCUMENTS RELATIFS A L'HISTOIRE DE PARIS PENDANT LA RÉVOLUTION FRANÇAISE

OUVRAGES PARUS JUSQU'EN 1912.

251. — **L'État de Paris en 1789**, par H. MONIN. 1 volume.

252. — **Le Personnel municipal pendant la Révolution**, par ROBIQUET. 1 volume.

253. — **Actes de la Commune de Paris pendant la Révolution**, par Sigismond LACROIX (1re série). — T. I (25 juillet-18 septembre 1789). — T. II (19 septembre-19 novembre 1789). — T. III (20 novembre 1789-4 février 1790). — T. IV (5 février-14 avril 1790). — T. V (15 avril-8 juin 1790). — T. VI (9 juin-20 août 1790). — T. VII (21 août-8 octobre 1790). — Index alphabétique et analytique. — Fascicule Ier, 1re partie : noms de villes, lieux, départements; 2e partie : noms de personnes A à O. *(Ouvrage en cours de publication.)*

(2e série). — T. I (9 octobre-31 décembre 1790). — T. II (1er janvier-28 février 1791). — T. III (1er mars-25 avril 1791). — T. IV (26 avril-20 juin 1791). — T. V (21 juin-31 juillet 1791). — Tome VI (1er août-5 octobre 1791). — Tome VII (6 octobre-10 novembre 1791). *(Ouvrage en cours de publication.)*

254. — **Les Clubs contre-révolutionnaires**, par A. CHALLAMEL. 1 volume.

255. — **Paris pendant la réaction thermidorienne et sous le Directoire**, par A. AULARD. — T. I (28 juillet 1794-9 juin 1795). — T. II (9 juin 1795-19 février 1796). — T. III (20 février 1796-10 mars 1797). — T. IV (21 ventôse an V-2 thermidor an VI). — T. V (3 thermidor an VI-19 brumaire an VIII).

256. — **Paris sous le Consulat**, par A. AULARD. — T. I (18 brumaire an VIII-30 brumaire an IX). — T. II (1er frimaire an IX-30 germinal an X). — T. III (1er floréal an X-27 germinal an XI). — T. IV (28 germinal an XI-27 floréal an XII, 18 avril 1803-17 mai 1804).

257. — **Les Volontaires nationaux pendant la Révolution**, par Ch.-L. CHASSIN et L. HENNET. — T. 1. Historique militaire et états de service des huit premiers bataillons de Paris levés en 1791 et 1792. — T. II. Historique militaire et états de service du 9e bataillon de Paris (Saint-Laurent), du 18e (Bataillon des Lombards), levés en 1792. — Documents tirés des Archives de la Guerre et des Archives nationales. — T. III. Historique militaire du 19e bataillon de Paris dit du Pont-Neuf, du 27e (Bataillon de la Réunion), des Chasseurs et Compagnies franches et du bataillon des Grenadiers, levés en 1792. *(Ouvrage en cours de publication.)*

258. — **Paris sous le Premier Empire**, par AULARD. — T. I. (du 28 floréal an XII, 18 mai 1804-12 juin 1805). *(Ouvrage en cours de publication.)*

III. — PUBLICATIONS RELATIVES A LA RÉVOLUTION FRANÇAISE

Ouvrages parus jusqu'en 1912.

259. — **Répertoire général des sources manuscrites de l'Histoire de Paris pendant la Révolution française,** par Alexandre Tuetey, Chef de section aux Archives nationales. — T. I. États Généraux et Assemblée Constituante, 1re partie. — T. II. Assemblée Constituante, 2e partie. — T. III. Assemblée Constituante, 3e partie. — T. IV. Assemblée Législative, 1re partie. — T. V. Assemblée Législative, 2e partie. — T. VI. Assemblée Législative, 3e partie. — T. VII. Assemblée Législative, 4e partie. — T. VIII. Convention nationale, 1re partie. — T. IX. Convention nationale, 2e partie. *(Ouvrage en cours de publication.)*

260. — **Bibliographie de l'Histoire de Paris pendant la Révolution française,** par Maurice Tourneux. — T. I. Préliminaires. Événements. — T. II. Organisation et rôle politique de Paris. — T. III. Monuments, mœurs et institutions. — T. IV. Documents biographiques. Paris hors les murs. Additions et corrections. *(Ouvrage en cours de publication.)*

261. — **L'Assistance publique à Paris pendant la Révolution,** par Alexandre Tuetey, Chef de section aux Archives nationales. — T. I. Les hôpitaux et hospices (1789-1791). — T. II. Les ateliers de charité et de filature (1789-1791). — T. III. Les hôpitaux et hospices (1791-an IV). — T. IV. Les hospices et ateliers de filature (1791-an IV).

262. — **Musique des fêtes et cérémonies de la Révolution française,** par Constant Pierre, commis principal au Conservatoire national de Musique et de Déclamation. — 1 volume.

263. — **Les Hymnes et Chansons de la Révolution,** par Constant Pierre, commis principal au Conservatoire national de Musique et de Déclamation. — 1 volume.

264. — **Histoire des édifices où ont siégé les Assemblées parlementaires de la Révolution française et de la première République,** par Armand Brette. — T. I. *(Ouvrage en cours de publication.)*

IV. — BIBLIOTHÈQUE D'HISTOIRE DE PARIS

Publiée sous les auspices du Service de la Bibliothèque et des Travaux historiques de la Ville.

265. — I. — **Paris sous les premiers Capétiens** (987-1223). Étude de topographie historique, par Louis Halphen, docteur ès lettres, secrétaire de l'École des Chartes. — 1 volume, avec album.

266. — II. — **L'Industrie de la Boucherie à Paris pendant la Révolution,** par Hubert Bourgin, professeur agrégé de l'Université, docteur ès lettres.

267. — III. — **La Juridiction de la Municipalité parisienne de Saint-Louis à Charles VII,** par Georges Huisman, archiviste-paléographe.

V. — BULLETIN DE LA BIBLIOTHÈQUE ET DES TRAVAUX HISTORIQUES

Publié sous la direction de M. Marcel POËTE, Inspecteur des travaux historiques, Conservateur de la Bibliothèque de la Ville de Paris.

268. — T. I (1906). Le Service de la Bibliothèque et des Travaux historiques, rapport présenté par M. Marcel POËTE au nom de la Commission de réorganisation de ce service. — Catalogue des publications entrées à la Bibliothèque durant l'année 1905, par H. BAGUENIER-DÉSORMEAUX, attaché.

269. — T. II (1907). La Collection de l' « Histoire générale de Paris » et l'œuvre historique de la Ville, rapport présenté par M. Marcel POËTE, à la Commission des Travaux historiques et adopté à la séance du 1er décembre 1906. — Chronique. — Enseignement de l'histoire de Paris (année 1906-1907). — Catalogue des manuscrits entrés à la Bibliothèque de 1903 à 1905, par Gabriel HENRIOT, stagiaire.

270. — T. III (1908). L'Office d'informations bibliographiques et de recherches historiques sur Paris, service public de renseignements. — Les travaux d'Edme Verniquet, et, en particulier, le plan de Paris, dit « plan des artistes », par H. MONIN. — La production étrangère sur Paris à la Bibliothèque (1905-1907), par Étienne CLOUZOT, attaché. — Les papiers de Ledru-Rollin à la Bibliothèque, par Gabriel HENRIOT, attaché. — Table analytique du « Tableau de Paris » de Mercier, par ALAIN DE BOUARD, élève de l'École des Chartes.

271. — T. IV (1909). Chronique. — L'Enseignement de l'Histoire de Paris (années 1907-1908 et 1908-1909). — Travaux de membres de la Conférence d'Histoire de Paris. — Théodore Vacquer, sa vie, son œuvre. Le fonds Vacquer à la Bibliothèque de la Ville de Paris, par F.-G. DE PACHTERE et Ch. SELLIER. — Catalogue des manuscrits entrés à la Bibliothèque de 1906 à 1908, par Gabriel HENRIOT.

272. — T. V (1911). Catalogue des manuscrits entrés à la Bibliothèque de 1906 à 1910, par Gabriel HENRIOT, bibliothécaire.

VI. — CATALOGUE MÉTHODIQUE DE LA BIBLIOTHÈQUE

Publié sous la direction de M. Marcel POËTE, Inspecteur des Travaux historiques, Conservateur de la Bibliothèque de la Ville de Paris.

273. — I (1908). **Impressions du XVIe siècle relatives à l'histoire de Paris et de la France,** par Étienne CLOUZOT, attaché. 1 volume avec 8 phototypies.

VII. — PUBLICATIONS DIVERSES

274. — **Topographie historique du vieux Paris. Plan archéologique depuis l'époque romaine jusqu'au XVIIe siècle.**

Dressé sous les auspices de la Municipalité parisienne, par Albert LENOIR. *Collaborateurs :* A. BERTY, Th. VACQUER, G.-T. PETROWITCH, E. HOCHEREAU. — Plan dressé à l'échelle de 0m,057 par 100 mètres par le Service des Travaux historiques de la Ville de Paris.

275. — **Atlas des anciens plans de Paris.** — Reproduction en fac-similé des originaux les plus rares et les plus intéressants pour l'histoire de la topographie Parisienne. Publication due à l'initiative du Conseil Municipal de Paris (3e tirage, 1900). 1 volume grand in-folio.

DEUXIÈME PARTIE

EXPOSITIONS SPÉCIALES

I. — L'HOTEL DE VILLE ET LA VIE MUNICIPALE

276. — **Une salle de l' « édifice de Cluny »**, supposé être le premier bâtiment municipal de Paris.

277. — **Charte portant le plus ancien sceau connu de la « Marchandise de l'eau » (1200)**.

278. — **La vie municipale au milieu du XIVe siècle** : miniatures rappelant la vie et la mort du prévôt des marchands, Etienne Marcel :

1º Le commencement du mécontentement populaire ; exécution de rebelles, sur l'ordre du roi Jean (1350) ;

2º Les Etats assemblés (1357) ;

3º Le dauphin Charles signifie au prévôt des marchands et aux bourgeois son intention de gouverner par lui-même (août 1357).

4º Harangue prononcée par Charles le Mauvais, roi de Navarre, au Pré-aux-Clercs (30 novembre 1357).

5º Massacre, par la foule, des maréchaux de Normandie et de Champagne, conseillers du Dauphin (22 février 1358).

6º Harangue prononcée par le roi de Navarre à l'Hôtel de Ville, en suite de quoi il fut proclamé capitaine général de Paris (15 juin 1358).

7º Entrevue du Dauphin et du roi de Navarre (8 juillet 1358) ;

8º et 9º Mort d'Étienne Marcel à la porte Saint-Antoine (31 juillet 1358).

279. — **Le prévôt des marchands et les échevins offrant des présents à l'empereur Charles IV, en visite à Paris (1378)**.

280. — **Philippe le Hardi, duc de Bourgogne, quitte Paris, entouré par le Corps de Ville (31 août 1361)**.

281. — **Le Corps de Ville au XVe siècle : prévôt des marchands, échevins, officiers divers** (frontispice de la première édition du Recueil des ordonnances de la prévôté des marchands).

282. — **La Maison aux piliers (ancien Hôtel de Ville) et la place de Grève, vers le milieu du XVe siècle.**

283. — **La Domination bourguignonne à Paris, pendant la lutte dite des Armagnacs et des Bourguignons :**

1º Le duc de Bourgogne, Jean-sans-Peur, donnant audience dans une chambre de la Tour de Bourgogne (premières années du XVe siècle) ;

2º La Tour de l'hôtel des Ducs de Bourgogne (état actuel, vue prise de la rue Etienne-Marcel).

284. — **Première page de la Grande Ordonnance de 1415**, réglant les droits de l'ancienne Municipalité parisienne.

285. — **Entrée de Louis XI à Paris,** en 1461, sous un dais porté par les échevins.

286. — **Armoiries de Paris,** d'après la reliure d'un registre des délibérations du Bureau de la Ville, pour l'année 1573.

287. — **L'Hôtel de Ville au XVIᵉ siècle :** un défilé du temps de la Ligue sur la place de Grève).

(2 pièces.)

288. — **L'Hôtel de Ville à la fin du XVIᵉ siècle.**

289. — **L'exercice du pouvoir municipal sur les ports en Grève,** au début du XVIIᵉ siècle :

1º Les « Jurés mesureurs de charbon ».
2º Les « Jurés mesureurs de bois ».
3º Les « Jurés mesureurs de grains ».

290. — **Le Feu de la Saint-Jean,** en 1617, fête traditionnelle ayant lieu tous les ans sur la place de Grève.

291. — **L'Hôtel de Ville et ses abords au XVIIᵉ siècle :**

1º La place de Grève, devant l'Hôtel de Ville, vers le milieu du XVIIᵉ siècle;
2º L'Hôtel de Ville et la place de Grève, dans la seconde moitié du XVIIᵉ siècle;
3º L'Hôtel de Ville à la fin du XVIIᵉ siècle;
4º L'Hôtel de Ville au XVIIᵉ siècle : au-dessus de l'horloge, la figure allégorique tenant la nef des armoiries de Paris.

292. — **La vie municipale au XVIIᵉ siècle :**

1º Le prévôt des marchands et les échevins, au milieu du XVIIᵉ siècle, d'après un tableau de Philippe DE CHAMPAIGNE;
2º Le roi Louis XIII recevant le Corps de Ville, lors de son entrée solennelle à Paris, en 1628;
3º Le Corps de Ville reçu par Louis XIV enfant (1643).
4º Statue de Louis XIV terrassant une hydre, qui personnifie les rebelles de la Fronde; statue placée à l'Hôtel de Ville (1653);
5º Le Prévôt des marchands et le corps de ville, présentant au roi Louis XIV un récit de son entrée solennelle à Paris en 1660.

293. — **La Visite de Louis XIV à l'Hôtel de Ville,** en 1687 :

1º Le roi reçu par le corps de ville;
2º Le roi et la reine Marie-Thérèse, dînant à l'Hôtel de Ville et servis par le Prévôt des marchands et les échevins;
3º Le Corps de Ville assemblé reçoit le modèle de la statue pédestre de Louis XIV, commandée au sculpteur Coysevox en souvenir de la visite du roi; d'après un tableau de LARGILLIÈRE;
4º La statue de Louis XIV par Coysevox (autrefois placée dans la cour de l'Hôtel de Ville, aujourd'hui au musée Carnavalet);
5º Le Corps municipal assemblé, d'après un tableau de LARGILLIÈRE.

294. — Inauguration de la statue de Louis **XIV**, place Vendôme (1699) :

    1º L'inauguration (13 août 1699) ; défilé du Gouverneur de Paris, du Prévôt des marchands et des échevins devant la statue ; au fond, la milice de la Ville ;

    2º Le corps municipal, les officiers et la milice de la Ville autour de la statue ;

    3º Le Prévôt des marchands, en habit de cérémonie, à cette occasion ;

    4º Le Corps de Ville, reçu à Versailles par le roi, après la cérémonie d'inauguration.

295. — Brevet d'enregistrement confirmant le droit de la **Ville de Paris à ses armoiries (27 février 1699).**

296. — L'Hôtel de Ville et la Place de Grève au XVIIIᵉ siècle.

297. — Les fêtes de l'Hôtel de Ville sous le règne de Louis **XV** :

    1º Réception, par le Corps de Ville, du roi Louis XV, après sa maladie (1744) ;

    2º Fête donnée à l'Hôtel de Ville pour le mariage du Dauphin (1745) ;

    3º Le Gouverneur de Paris, assisté du Prévôt des marchands et du Corps de Ville, inaugure la statue de Louis XV sur la place Louis XV (place de la Concorde, 1763) ;

    4º Le Corps de ville assemblé, recevant l'assurance de la paix (traité de Paris, 1763), d'après le tableau de HALLÉ ;

    5º Procession du Corps municipal devant l'Hôtel de Ville, en l'honneur de la publication de la paix (1763) ;

    6º Banquet offert au roi Louis XV à l'Hôtel de Ville et servi par le Corps municipal.

298. — L'Hôtel de Ville à la fin du XVIIIᵉ siècle, vue prise de l'hôtel des Ursins, dans la cité.

299. — Fêtes données par la Ville, à l'occasion de la naissance du Dauphin (21 janvier 1782) :

    1º Réception de Louis XVI et de Marie-Antoinette à l'Hôtel de Ville ; le feu d'artifice tiré place de Grève ;

    2º L'estrade royale préparée pour le feu d'artifice ;

    3º Le banquet royal servi par le Corps de Ville ;

    4º Le bal masqué.

300. — L'Hôtel de Ville pendant la **Révolution** :

    1º Mort de M. de Flesselles, le dernier Prévôt des marchands, tué sur les marches de l'Hôtel de Ville, le 14 juillet 1789 ;

    2º Ordre signé par la nouvelle municipalité de Paris, le 17 juillet 1789, et donné encore sous l'ancien sceau de la prévôté des marchands ;

    3º Arrivée du roi Louis XVI à l'Hôtel de Ville, le 17 juillet 1789 ;

    4º L'Hôtel de Ville assiégé par les troupes de l'Assemblée, le 9 thermidor an II.

301. — L'Hôtel de Ville, lors des fêtes du sacre de Napoléon (1804).

302. — L'Hôtel de Ville et la place de Grève, au début du XIXᵉ siècle.

                (3 pièces.)

303. — L'Hôtel de Ville et la place de Grève pendant la **Révolution de 1830.**

304. — Arrivée du duc d'Orléans (Louis-Philippe) à l'Hôtel de Ville, le **29 juillet 1830.**

305. — Lamartine haranguant le peuple à l'Hôtel de Ville, le **26 février 1848.**

306. — Plantation d'un arbre de la Liberté sur la place de l'Hôtel de Ville, le **23 mars 1848.**

307. — Fête donnée à l'Hôtel de Ville, à l'occasion du baptême du **Prince Impérial (14-16 juin 1856) :**

       1° La place de Grève;
       2° Le bal dans la salle des Fêtes;
       3° Le cortège arrivant au pied de l'escalier d'honneur.

308. — L'Hôtel de Ville sous le Second Empire.

                        (3 vues.)

309. — L'Hôtel de Ville à la fin du Second Empire.

                        (3 vues.)

310. — Proclamation de la République à l'Hôtel de Ville, le 4 septembre 1870.

311. — Les ruines de l'Hôtel de Ville incendié pendant la **Commune de 1871.**

312. — Le nouvel Hôtel de Ville, peu après son achèvement.

II. — LES GRANDES LIGNES D'EXTENSION DE PARIS

313. — Paris à l'époque gallo-romaine : la ville de haute époque sur la rive gauche; la ville de basse époque dans l'île de la Cité, avec son rempart; — lignes naturelles d'extension : le grand chemin nord-sud et la Seine.

314. — Paris au début du XIIIe siècle : la croisée d'extension (double ligne nord-sud sur les deux rives, ligne est-ouest sur la rive droite); un autre élément : le rempart (enceinte dite de Philippe-Auguste).

315. — Paris en 1380 : le nouveau rempart sur la rive droite (enceinte dite de Charles V).

316. — Paris au milieu du XVIe siècle (plan dit de **Du Cerceau) :** commencement de la transformation de l'enceinte de Charles V en enceinte bastionnée; peuplement des faubourgs.

317. — Paris vers la fin du XVIe siècle (plan dit de **Pigafetta) :** projet d'enceinte, sur la rive gauche, avec annexion des faubourgs; continuation de la transformation du rempart sur la rive droite.

318. — Le développement de Paris, vers l'ouest, sur la rive droite : le nouveau rempart bastionné entrepris de ce côté pour comprendre dans la ville les trois faubourgs (Saint-Honoré, Montmartre et Bonne-Nouvelle): fragment du plan de Mathieu Mérian (début du xviie siècle).

319. — **Transformations successives du rempart aux XVIIe et XVIIIe siècles :**

1° Paris, vu des hauteurs de la rive droite au début du xviie siècle, avec la ligne du rempart bastionné commencé au xvie siècle;

2° Paris, vu des hauteurs de la rive droite, à la fin du xviie siècle, avec la ligne du rempart planté d'arbres établi sous Louis XIV et origine des grands boulevards actuels;

3° Le boulevard devenu promenade : « la Promenade des Remparts » au xviiie siècle.

320. — **Plan de Bullet et Blondel (1675)** : Premier plan d'embellissement et d'extension de Paris, avec le cours planté d'arbres autour de la ville.

321. — **La Porte de Ville :**

1° La porte Saint-Denis au xviie siècle;

2° La porte Saint-Denis au xviiie siècle;

3° La porte Saint-Denis et les boulevards en 1913.

322. — **Plan d'embellissement et d'assainissement de Paris**, indiquant les rues projetées par la Commission, dite des Artistes, en exécution de la loi du 4 avril 1793 pour la division des grandes propriétés nationales.

323. — **Territoire de Paris avant l'annexion de 1860.**

324. — **Territoire de Paris après l'annexion de 1860.**

325. — **L'annexion de 1860 et l'opinion publique.**

(Caricatures.)

326. — **La poussée vers l'ouest (déplacement des enceintes dans cette direction) :**

1° Le Grand-Châtelet, emplacement de la porte de Paris au xiie siècle;

2° La tour, dite du Coin, à la hauteur du pont des Arts, point d'aboutissement, sur la rive droite, de l'enceinte de Philippe-Auguste (fin du xiie siècle);

3° La Porte Neuve (à la hauteur du pont du Carrousel), point d'aboutissement, sur la même rive, de l'enceinte de Charles V (milieu du xive siècle);

4° La Porte de la Conférence, édifiée en 1632 (au débouché du quai des Tuileries, vers la place de la Concorde), point d'aboutissement de l'enceinte bastionnée;

5° La barrière de Neuilly (place de l'Étoile), de l'enceinte des Fermiers généraux (fin du xviiie siècle);

6° La barrière du Roule (même enceinte).

327. — **La Croisée d'embellissement, dont la place de la Concorde est le centre :**

1° L'ouest de Paris, au xviiie siècle; vue panoramique prise de Chaillot;

2° Fragment du plan de Roussel (1738), montrant la grande ligne d'extension vers l'ouest (Tuileries-Étoile);

3° La branche est de la croisée : les Tuileries et leur jardin;

4° La branche ouest de la croisée : l'avenue des Champs-Elysées ;

5° La branche nord de la croisée : la rue Royale et l'église de la Madeleine projetée ;

6° La branche sud de la croisée : le pont de la Concorde, commencé en 1787.

328. — **Peuplement d'un quartier à la périphérie occidentale (la plaine du nord-ouest : Batignolles-Monceaux) :**

1° La plaine Monceau vers 1675 ;

2° La plaine Monceau au milieu du XVIII° siècle ;

3° Territoire des anciennes seigneuries de Clichy et de Monceau en 1789 ;

4° Territoire des anciennes seigneuries de Clichy et de Monceau en 1889 ;

5° Peuplement du territoire Batignolles-Monceau au XIX° siècle (1867).

ARCHIVES DE LA VILLE DE PARIS

ET DU

DÉPARTEMENT DE LA SEINE

MM. BARROUX (Marius), I. ✣, Archiviste de la Seine.

LAZARD (L.), A. ✣, Sous-Chef, sous-archiviste.

BESSON (L.), Sous-Chef de bureau.

329. — **Documents de 1112 à 1871** :

1. *Donation de l'archevêque de Sens à l'abbé de Saint-Denis (1112).*

2. *Lettres de l'évêque de Paris Maurice de Sully (1196).*

3. *Acquisition d'une maison par la confrérie de la draperie de Paris (1290).*

4. *Mandement de Charles V concernant le paiement des gens d'armes de Duguesclin (1370).*

5. *Vente de ses joyaux et diamants par Charles, duc d'Orléans, à un bourgeois de Paris, 1414 (1417).*

6. *Lettre du duc de Mayenne à la prévôté des marchands de Paris au sujet de ses troupes (1590).*

7. *Autorisation de se constituer caution pour lui-même donnée par Boulle à sa femme (1700).*

8. *Page d'un registre d'insinuations contenant le testament de Ninon de Lenclos (1706).*

9. *Autorisation de laisser visiter Voltaire, prisonnier à la Bastille (1726).*

10. *Lettres du roi au curé de l'église de Saint-Médard pour prohiber tout enterrement dans le cimetière de la paroisse (1732).*

11. *Remise d'argent à Lally-Tollendal, prisonnier à la Bastille (1764).*

12. *Pétition par Pigalle, Pajou, pour le pavage de la rue de la Pépinière (1775?).*

13. *Demande de Marat en exonération d'impôt (1785).*

14. *Ordre concernant les ouvriers chargés de la démolition de la Bastille (1789).*

15. *Page d'un registre de la municipalité de Sceaux, contenant la nomination de Florian au commandement de la milice (1789).*

45. *Lettre autographe de Gounod, écrite en qualité de directeur de l'Or-
   phéon (1854).*

46. *Autographe du Préfet Haussmann défendant son administration
   (janvier 1870).*

47. *Demande de suppression ou de transformation du Comité de Salut
   Public de la Commune (9 mai 1871).*

   (*Album de reproductions phototypiques exécutées par les soins de
   M. André Marty.*)

330. — Spécimens de pièces administratives de l'ancien régime :

1. *Lettres de l'évêque Eudes de Sully* (donation à l'Hôtel-Dieu, 1201).

2. *Lettres de l'Officialité de Paris* (affranchissement d'un serf, .. avril
   1255 ou 1256).

3. *Donation par Philippe VI aux Quinze-Vingts* (1346).

4. *Quittance d'un curé au receveur de Paris pour sa cure* (1414).

5. *Sentence de la prévôté de Paris* (1438).

6. *Mandat de paiement de la prévôté des marchands pour fourniture
   d'arquebuses* (1569).

7. *Vérification de travaux de voirie par le maître des œuvres de maçon-
   nerie* (1584).

8. *Réclamation en matière d'impôt adressée à la prévôté des marchands
   par la Faculté de Médecine, suivie de l'ordonnance du prévôt fai-
   sant droit à la requête* (1588).

9. *Reçu donné par le prévôt des marchands à cause de son droit de
   robe* (1590).

10. *Reçu donné par un échevin à cause de son droit de dragée, hypocras et
    cire* (1619).

11. *Lettre du Ministre Villeroy-Neufville à François Miron sur les portes
    de la Tournelle et du Temple* (1605).

12. *Contrat de mise en apprentissage passé au bureau de l'hôpital du
    Saint-Esprit* (1638).

13. *Contrat passé entre le lieutenant civil et un laboureur pour le « nettoie-
    ment » du faubourg Saint-Germain* (1644).

14. *Concession d'eau par le bureau de la Ville* (1654).

15. *Permission de voirie émanée du Bureau des Finances* (1655).

16. *Reçu de rente sur l'Hôtel de Ville donné par le Ministre Michel Le
    Tellier* (1656).

17. *Ordonnance de la prévôté de Paris* (affaire de ban et arrière-ban,
    1691).

18. *Sentence de l'Officialité de Paris* (1695).

19. *Ordonnance de la prévôté des marchands* (affaire de voirie, 1699).

20. *Lettre de hanse de l'Hôtel de Ville* (1703).

21. *Quittance de la taxe des boues et lanternes* (1707).

22. *Édit du Roi concédant la noblesse aux principaux officiers de l'Hôtel
    de Ville* (1716).

23. *Certificat de baptême* (1721).

24. *Sentence de la juridiction consulaire contre Voltaire au profit d'un papetier* (1731).

25. *Brevet de graveur de la Ville de Paris concédé au sieur Beaumont* (1736).

26. *Brevet d'épicier* (1743).

27. *Lettres accordées par l'archevêque de Paris à l'abbé de Lagrive pour l'établissement de son plan de Paris* (1755).

28. *Ordonnance du Bureau des Finances pour la visite des voies inondées* (1764).

29. *Lettre de Trudaine à Sartine sur l'approvisionnement de Paris* (1768?).

30. *Contrat d'apprentissage de graveur, avec certificat* (1768 et 1772).

31. *Donation par la Ville de Paris à l'architecte Gabriel* (1770).

32. *Lettre de Sartine à Trudaine au sujet de la place de Grève* (1771).

33. *Ordonnance du lieutenant de police relative à l'entretien du régiment provincial de Paris* (1777).

34. *Ordonnance de police concernant les charretiers* (1787).

35. *Pétition pour le pavage de la rue des Boulets* (premier tiers du xviiie siècle).

36. *Note d'un prêtre relative à son refus de délivrer un extrait* (xviiie siècle).

37. *Avis concernant une loterie de l'Hôtel de Ville de Paris* (xviiie siècle).

(Album de reproductions phototypiques exécutées par la Maison Longuet.)

331. — Étiquettes de papetiers parisiens du XVIIIe siècle.

. *(Album de 17 reproductions phototypiques exécutées par la Maison Berthaud.)*

332. — Inventaire des archives de la période révolutionnaire (1789 - an VIII), *Partie municipale :* Fascicules 1 et 2, 1892-1901, par M. Marius BARROUX.

333. — Répertoire alphabétique du fonds des Domaines (*Première partie*, Série des dossiers), 1904, par M. Lucien LAZARD.

DIRECTION DE L'ENSEIGNEMENT PRIMAIRE

M. BEDOREZ, O. ✤, I. ✤, **Inspecteur d'Académie, Directeur.**

M. ETEVENON, I. ✤, ✤, Chef de service.

M. DUVAUX, I. ✤, Inspecteur Administratif des Écoles professionnelles.

Mme BOURGEOIS, I. ✤, Inspectrice des Écoles professionnelles de jeunes filles.

M. GUÉRIN, ✤, I. ✤, Inspecteur de l'Enseignement artistique dans les Ecoles professionnelles.

SALON A

École Boulle et Écoles professionnelles de jeunes filles de la Ville de Paris (Ateliers de broderie).

Salle à manger moderne exécutée, d'après les projets de M. Maurice Dufrêne, professeur, par les élèves de l'École Boulle, avec la collaboration des élèves des ateliers de broderie des Écoles professionnelles de jeunes filles.

SALON B

École Boulle et Écoles professionnelles de jeunes filles de la Ville de Paris.

Salon Louis XVI exécuté, d'après les modèles de l'époque et les dessins de M. Boisselier, professeur, par les élèves de l'École Boulle avec la collaboration des élèves des ateliers de broderie des Écoles professionnelles de jeunes filles.

Robes et chapeaux exécutés par les élèves des Écoles professionnelles de jeunes filles.

SALON C

Exposition des travaux exécutés par les élèves des Écoles professionnelles de garçons de la Ville de Paris (Écoles Diderot, Dorian, Estienne, Germain-Pilon, Bernard-Palissy); de l'École de dessin industriel pour jeunes filles, rue Duperré, et des Sections de dessin industriel des Écoles professionnelles de jeunes filles.

334. — **Représentation par l'image de renseignements statistiques relatifs à l'enseignement primaire de la Ville de Paris.**

ÉCOLES DE GARÇONS

335. École Boulle.

MM. TURCK, ☀, Directeur.
    Fréchet, A. ✾, Chef des travaux.
    Dufrêne, I. ✾, Professeur de composition décorative.

336. — École Dorian.

M. GUILLERET, I. ✾, Directeur.

337. — École Diderot.

MM. ROLLET, I. ✾, Directeur.
    Sauvage, Chef des travaux.

338. — Écoles Bernard-Palissy et Germain-Pilon.

M. LABUSQUIÈRE, Directeur.

339. — École Estienne.

MM. FONTAINE, ☀, I. ✾, Directeur.
    Rocher, I. ✾, Chef des travaux.

ÉCOLES DE JEUNES FILLES

340. — École rue Duperré.

Mme CHATROUSSE, I. ✾, Directrice.

341. — École rue de Poitou.

Mme GOIMIER, I. ✾, Directrice.

342. — École rue des Boulets.

Mme PIVOT, A. ✾, Directrice.

343. — École rue Ganneron.

Mme KAAN, I. ✾, Directrice.

344. — École rue d'Abbeville.

Mlle HENRY, I. ✾, Directrice.

345. — École rue Fondary.

Mme PANIGOT, I. ✾, Directrice.

346. — École Émile-Dubois, rue de la Tombe-Issoire.

Mme THIBAUD, A. ✾, Directrice.

347. — École Jacquard, rue Bouret.

Mme ROCHERON, I. ✾, Directrice.

ÉCOLE D'HORLOGERIE

ET

MÉCANIQUE DE PRÉCISION DE PARIS

Subventionnée par la Ville de Paris.

M. TOURNIER, I. ✹, Président du Conseil d'administration de l'École, Directeur.

348. — Outillage. — Manipulateur Morse. — Mouvement de régulateur. — Pendule de cheminée. — Petit régulateur à sonnerie. — Régulateur astronomique pendule compensé en métal invar, remise à l'heure électrique. — Micromètres. — Montres. — Chronomètres de marine. — Electromètres Szclaro. — Dessins, cahiers de cours.

DIRECTION DES AFFAIRES MUNICIPALES

M. A. MENANT, O. ❋, I. ✿, ☙, Directeur.

SECRÉTARIAT

M. P. SYROT, I. ✿, Sous-chef de bureau.

349. — **Notice sur le fonctionnement des divers services relevant de la Direction des Affaires municipales.**
(Un volume.)

350. — **Vues stéréoscopiques prises dans les établissements extérieurs :**
Étuves municipales de désinfection.
Ambulances.
Désinfection à domicile.
Vaccination.
Etablissements charitables.
Abattoirs.
Marché aux bestiaux.
Halles centrales et Marchés de quartiers.
Cimetières.

DOMAINE DE LA VILLE

M. CARNOY, I. ✿, Chef de service.

351. — Photographies des différents types de voitures, autobus et tramways en service à Paris.

(Deux cadres.)

352. — Photographies représentant les divers modèles d'édicules et stationnements de la voie publique.

(Trois cadres.)

353. — Service de l'unification de l'heure.

(Un cadre.)

354. — Notice sur le bois de Boulogne.

(Un volume.)

BUREAU D'HYGIÈNE DE LA VILLE DE PARIS

M. JUILLERAT, Chef de bureau.

A. — CASIER SANITAIRE DES MAISONS DE PARIS

355. — Série des rapports annuels adressés à M. le Préfet de la Seine sur la répartition de la tuberculose et du cancer dans les maisons de Paris (de 1894 à 1911 inclus).

(Quatre volumes.)

B. — SURVEILLANCE DES SOURCES ET DES EAUX D'ALIMENTATION

MM. le Docteur Thierry, ✣, et Dienert, Chefs de service.

356. — **Appareils employés pour l'étude des eaux.**
(2 albums de dessins, cartes et photographies.)

357. — **Carte en relief du périmètre des sources de la Vanne** avec indication de la circulation des eaux souterraines.

358. — **Plan relief représentant les causes de contamination d'une source.**

C. — LABORATOIRE D'HYGIÈNE

M. le Docteur Cambier, Chef de service.

359. — **Collection des Annales de l'Observatoire de Montsouris.**
(Dix volumes.)

SERVICE DE LA STATISTIQUE MUNICIPALE

M. le Docteur Jacques Bertillon, ✣, I. ✣,
Chef des travaux.

360. — **Annuaire statistique de la Ville de Paris, pour 1910.**
(Un volume.)

361. — **Représentation par l'image de renseignements statistiques** relatifs aux transports en commun dans Paris et à l'alimentation parisienne.

DIRECTION DES SERVICES D'ARCHITECTURE

ET DES

PROMENADES ET PLANTATIONS,
DE LA VOIRIE ET DU PLAN DE PARIS

M. Louis BONNIER, O. ✳, I. ✺, ✠, Directeur.

M. Mazoyer (C. M.), I. ✺, ✠, Chef du Secrétariat.

SERVICE D'ARCHITECTURE

M. Millet, I. ✺, Chef de Bureau.

NÉNOT (Paul), né à Luzarches (Seine-et-Oise). — Élève de Lequeux, de Questel et de M. Pascal. — Prix de Rome (1877). — Méd. 3ᵉ cl., 1880. — 2ᵉ cl., 1884. — ✳, 1885. — Méd. d'or, 1889 (E.U.). — O. ✳, 1895. — Membre de l'Institut, 1895. — Grand Prix, 1900 (E.U.). — C. ✳, 1901.

362. — Institut de Chimie.

1 *châssis* . . . . {
Plan du rez-de-chaussée.
Plan du 1ᵉʳ étage.
Façade.
Plan d'ensemble.
Deux photographies, vues perspectives.

BLAVETTE (Victor-Auguste), né à Brains (Sarthe). — Élève de Constant Dufeux et de Ginain. — Prix de Rome, 1879. — Méd. 2ᵉ cl., 1883. — 1ʳᵉ cl., 1886. — Méd. d'or, 1889 (E.U.). — ✳, 1889. — Méd. d'or, 1900 (E.U.). — O. ✳, 1900.

363. — Spécimen de Groupe scolaire, avenue Félix-Faure et rue Balard.

1 *châssis* . . . . {
Plan du rez-de-chaussée.
Plan du 1ᵉʳ étage.
Élévations sur rue et sur cour.

BONNENFANT (Léon), né à Issoudun (Indre). — Élève de Constant Dufeux et de Ginain. — M. H., 1880.

364. — Abattoir de la Villette. — Projet de reconstruction.

Modèle en relief.

BOUVARD (Charles-Louis-Roger), né à Marly-le-Roi (Seine-et-Oise). — Élève de M. Pascal. — ✳, 1906.

Collaborateur : VINCENT (André), I. ✺, ✠

365. — Projets et aménagements du Pavillon de la Ville de Paris à l'Exposition Universelle et Internationale de Gand.

CLAËS (Camille), né en Belgique, naturalisé français. — Élève de Constant Dufeux et de l'Ecole des Beaux-Arts.

366. — Spécimen de Groupe scolaire, rue Charles-Baudelaire.

3 châssis, 12 photographies. $\left\{\begin{array}{l}\text{Plans des sous-sols.}\\\text{Plans du rez-de-chaussée.}\\\text{Plans des 1}^{er}\text{, 2}^e\text{ et 3}^e\text{ étages.}\\\text{Vues perspectives.}\end{array}\right.$

FOUCAULT (Roger), né à Pons (Charente-Inférieure). — Élève de Ruprich-Robert et Moyaux. — ✻, 1912.

367. — Travaux d'agrandissement du Musée Carnavalet, à Paris.

5 châssis . . . . $\left\{\begin{array}{l}\text{Plan du 1}^{er}\text{ étage.}\\\text{Façade du bâtiment n}^o\text{ 3.}\\\text{Détail des façades.}\\\text{Coupe sur escalier de Luynes.}\\\text{Peinture décorant l'escalier de l'ancien}\\\quad\text{Hôtel de Luynes (panneau central}\\\quad\text{reconstitué).}\end{array}\right.$

LEFOL (Joseph-Casimir), né à Paris. — Élève de M. Laisné et de l'École des Beaux-Arts. — Méd. 2e cl., 1883. — Méd. de br., 1900. (E.U.).

ET

LEBRET (Paul-Frédéric-Joseph), né à Paris. — Élève de Guadet et de Paulin. — Méd. 2e cl., 1907.

368. — Reconstruction des Écoles professionnelles de garçons Bernard-Palissy et Germain-Pilon.

3 châssis . . . . $\left\{\begin{array}{l}\text{Plan du rez-de-chaussée.}\\\text{Plan du 2}^e\text{ étage.}\\\text{Façade sur rue Dupetit-Thouars.}\\\text{Façade sur rue Eugène-Spuller.}\end{array}\right.$

SARDOU (Pierre), né à Marly-le-Roi (Seine-et-Oise). — Élève de Moyaux.

369. — Spécimen d'École maternelle, rue Dupetit-Thouars.

1 châssis . . . . $\left\{\begin{array}{l}\text{Deux façades.}\\\text{Intérieur de l'école (préau).}\end{array}\right.$

Concours ouvert par la Ville de Paris pour la construction d'habitations à bon marché sur des terrains communaux.

370. — 1° Avenue Émile-Zola, rue Nouvelle et rue de Javel.

Photographies des cinq projets primés.

5 châssis . . . . $\left\{\begin{array}{l}\text{MM. Payret-Dortail (Maurice).}\\\text{Rigaud (Pierre).}\\\text{Bois (Emile-Théoph.-Eugène-Marie).}\\\text{Vaudoyer (Léon-Jean-Georges).}\\\text{Besnard (Léon-Paul-Auguste).}\end{array}\right.$

371. — 2° **Rues Henr.-Becque et Brillat-Savarin.**

Photographies des cinq projets primés.

5 *châssis* . . . . {
MM. Albenque (Georges-Jean) et Gonnot (Eugène-Auguste).
Walter (Jean) et Bernard-Thierry (Louis).
Dubost (Daniel-Louis) et Gautruche (Henri-Gabriel).
Payret-Dortail (Maurice).
Berry (André) et Malot (Edouard).

ALIGNEMENTS, PROMENADES ET PLANTATIONS

M. Massat, I. ❦, O. ❦, Chef de Bureau.

372. — **Documents relatifs à la revision des Décrets sur les saillies et sur la hauteur des maisons, les combles et les lucarnes, et Décret portant règlement sur les hauteurs et les saillies des bâtiments dans la Ville de Paris** (1902).

Un volume.

373. — **Promenades de Paris.** — **Fontaines, statues et monuments ornant les Promenades et les voies publiques.**

Un volume.

374. — **Concours de façades de la Ville de Paris** (1898-1905).

Un album.

ARCHITECTURE DES PROMENADES

M. Formigé (Jean–Camille), O. ❦, A. ❦, O. ❦,
Architecte des Promenades.

375. — **Nouveau Parc du Champ-de-Mars.**

2 *Châssis* . . . . {
Plan d'ensemble.
Vue perspective.

SECTEUR OUEST DES PROMENADES

M. Forestier (J.-C.-N.), ✺, O. 🎖, Inspecteur des Eaux et Forêts,
Conservateur.

---

376. — **Parc du Champ-de-Mars.**
Photographies en couleurs.

377. — **Parc et Roseraie de Bagatelle.**
Photographies en couleurs.

378. — **Parc Monceau.**
Photographies en couleurs.

SECTEUR EST DES PROMENADES

M. Lefebvre (G.-J.), ✺, O. 🎖, Ingénieur des Ponts et Chaussées,
Conservateur.

---

379. — **Bois de Vincennes.**
Photographies en couleurs.

380. — **Parc des Buttes-Chaumont.**
Photographies en couleurs.

381. — **Parc de Montsouris.**
Photographies en couleurs.

382. — **Square de l'Archevêché.**
Photographies en couleurs.

ÉTABLISSEMENTS HORTICOLES DE LA VILLE DE PARIS

M. Luquet, A. ✺, O. 🎖, Jardinier en chef.

---

383. — **Vues photographiques prises dans les Établissements.**

SERVICE DU PLAN DE PARIS

M. Petit (Jean-Marie), A. ✠, ✥, Géomètre en chef.

384. — Cartes montrant l'agglomération parisienne telle qu'elle était vers 1800 et telle qu'elle est en 1913. (Echelle de $\frac{1}{80.000^e}$ environ.)

385. — Plans montrant le réseau des principales voies parisiennes tel qu'il était vers 1800 et tel qu'il est en 1913. (Echelle de $\frac{1}{16.000^e}$.)

386. — Plan parcellaire de la Région des Halles centrales vers 1847, à l'échelle de $\frac{1}{500^e}$.

387. — Plan parcellaire de la Région des Halles centrales montrant l'état actuel, à l'échelle de $\frac{1}{500^e}$.

388. — Nomenclature des voies publiques de Paris.

389. — Atlas des vingt arrondissements de Paris, avec indication du numérotage des maisons $\left(\text{échelle de } \frac{1}{5.000^e}\right)$.

390. — Recueil d'Actes administratifs et de Conventions relatifs aux servitudes spéciales d'Architecture, aux servitudes non ædificandi et autres, grevant les immeubles riverains de certaines places ou voies publiques de Paris.

(Un volume.)

SERVICE DES EXPOSITIONS MUNICIPALES

DIORAMAS DE DIFFÉRENTS ASPECTS DE PARIS ACTUELS OU PROJETÉS

M. Alexandre Bailly, artiste peintre décorateur.

---

391. — La zone militaire des fortifications de Paris (état actuel, vu de la Porte de la Plaine (15e arrt).

392. — Projet de parcs et terrains de jeux (zone hygiénique) sur l'emplacement des fortifications

393. — Le vieux Montmartre.

394. — Le futur Parc de Montmartre (en cours d'exécution).

395. — L'ancien Champ de Mars.

396. — Le nouveau Parc du Champ-de-Mars.

397. — La Porte Maillot (état actuel).

398. — Projet d'entrée monumentale de Paris, à la Porte Maillot.

---

399. — Participation à l'établissement des jardins entourant le Pavillon de la Ville de Paris à Gand.

M. Vacherot, O. ✶, I. ✠, C. ✥, Jardinier principal de la Ville de Paris, Jardinier en chef de la Section française à Gand.

DIRECTION ADMINISTRATIVE DES TRAVAUX DE PARIS

M. CACAUD, Directeur,

SERVICES TECHNIQUES DE LA VOIE PUBLIQUE ET DE L'ÉCLAIRAGE ET DU MÉTROPOLITAIN

M. F. BIENVENÜE, O. ✻, I. ✺, Inspecteur général des Ponts et Chaussées, chargé des Services.

M. L. BIETTE, ✻, I. ✺, ☙, Ingénieur en chef des Ponts et Chaussées, adjoint à l'Inspecteur général.

M. J. HERVIEU, I. ✺, O. ☙, Chef des bureaux, Secrétaire.

VOIE PUBLIQUE ET ÉCLAIRAGE

M. L. LE CONTE, ✻, Ingénieur en chef des Ponts et Chaussées, adjoint à l'Inspecteur général chargé du Service technique de la Voie publique et de l'Éclairage.

M. MENEAU, I. ✺, Chef des bureaux.

400. — Exploitation de la Carrière de pavés de grès, dite des Maréchaux.

M. H. GIRAUD, Ingénieur municipal.
8 photographies.

401. — Tramway funiculaire de Belleville.

M. R. SALMON, Ingénieur des Ponts et Chaussées.
5 photographies.

402. — Laboratoire d'essai des matériaux.

> MM. J. Labordère, Ingénieur des Ponts et Chaussées.
> F. Anstett, A. ⚜, sous-ingénieur municipal, chargé du Laboratoire.
> 12 photographies.

403. — Usine municipale de Javel pour la fabrication des pavés de bois.

> MM. J. Labordère, Ingénieur des Ponts et Chaussées.
> J. Lirman, ⚜, conducteur municipal, chargé de l'usine.
> 48 photographies ou dessins montés sur pylone-tourniquet.

Services généraux d'éclairage.

M. A. Lauriol, ⚜, ⚜, Ingénieur en chef des Ponts et Chaussées.

404. — 1º Vues d'appareils divers employés au laboratoire de l'Éclairage.

> 2º Vues d'appareils divers d'éclairage (gaz, électricité) existants sur la voie publique.
> 37 photographies en album.

405. — Représentation par l'image de renseignements statistiques relatifs à l'éclairage public.

Service du nettoiement.

M. L. Mazerolle, ⚜, A. ⚜, O. ⚜, Ingénieur en chef des Ponts et Chaussées.

406. — 1º Brouette à crottiner et à sabler, à une roue, nouveau modèle.
> 2 photographies.

> 2º Brouette à crottiner et à sabler, à deux roues, nouveau modèle.
> 2 photographies.

> 3º Tricycle à crottiner, système Jacquelin.
> 2 photographies.

407. — Atelier de brosserie de Javel.
> 6 photographies.

408. — 1º Matériel de balayage et d'arrosage à traction animale.
> 5 photographies.

> 2º Matériel de balayage et d'arrosage à traction automobile.
> 13 photographies.

409. — Vues stéréoscopiques.

1° Usine municipale de Javel pour la fabrication des pavés de bois.
2° Exploitation de la carrière de pavés de grès dite des Maréchaux.
3° Tramway funiculaire de Belleville (intérieur de l'usine).
4° Chantiers sur la voie publique.
5° Dépôt et écuries de Romainville (enlèvement des ordures ménagères).
6° Usines de traitement des ordures ménagères.
7° Matériel automobile de nettoiement.
8° Ouvrages du chemin de fer Métropolitain de Paris.
50 vues réunies dans un appareil stéréoscopique.

MÉTROPOLITAIN

M. L. Suquet, ✳, Ingénieur en chef des Ponts et Chaussées, adjoint à l'Inspecteur général chargé du Service technique du Métropolitain.

M. L. Hayes, A. ✿, Sous-chef des bureaux.

---

410. — **Traversée de la Seine en amont du pont d'Austerlitz, et abords.**
Aquarelle.

411. — **Traversée de la Seine à Passy et viaducs aux abords.**
Aquarelle.

412. — **Ligne n° 4. — Traversée de la Seine. — Vue d'ensemble des phases d'exécution du travail.**
Aquarelle.

413. — **Souterrain de la ligne n° 7 à la place du Danube dans les anciennes carrières remblayées.**
Aquarelle.

414. — **Superposition des lignes n°s 3, 7 et 8 sous la place de l'Opéra.**
Aquarelle.

415. — **Plan des ouvrages de la traversée de la Seine par la ligne n° 4.**

416. — **Plan général du réseau métropolitain au $\frac{1}{10.000\text{e}}$.**

417. — **Traversée de la Seine en amont du pont d'Austerlitz au $\frac{1}{100\text{e}}$.**
Maquette en relief.

418. — **Traversée de la Seine en amont du pont d'Austerlitz et abords au** $\frac{1}{500e}$.

Maquette en relief.

419. — **Ligne n° 4.** — **Passage sous la Seine au Châtelet et à la Cité au** $\frac{1}{500e}$.

Maquette en relief.

LE CHEMIN DE FER MÉTROPOLITAIN MUNICIPAL DE PARIS.

420. — **Lignes de la 1re fraction (1898-1900).**

1 album de photographies.

421. — **Ligne circulaire Nord** } **(1901-1904).**
Ligne circulaire Sud

1 album de photographies.

422. — **Viaduc de Passy** } **(1903-1906).**
Viaduc d'Austerlitz

1 album de photographies.

423. — **Lignes nos 3, 4, 5, 6 et 8 (1901-1908).**

1 album de photographies.

424. — **Lignes nos 2 Nord, 2 Sud, 4, 5, 6, 7 et 8 (1902-1910).**

1 album de photographies.

425. — **Le Chemin de fer Métropolitain municipal de Paris,** par J. HERVIEU, chef des bureaux du Service technique du Métropolitain.

2 volumes. — 1 atlas de planches.

426. — **Le Métropolitain de Paris,** par Louis BIETTE, Ingénieur en Chef des Ponts et Chaussées, adjoint à l'Inspecteur général, Chef du Service technique du Métropolitain.

1 volume.

427. — **Documents relatifs au Chemin de fer Métropolitain.**

1 volume.

SOCIÉTÉ DU GAZ DE PARIS

(Concessionnaire de la Ville de Paris.)

---

428. — Renseignements statistiques sur l'Exploitation du Gaz à Paris.

COMPAGNIE PARISIENNE DE DISTRIBUTION D'ÉLECTRICITÉ
ET DU
COMITÉ DE L'UNION DES SECTEURS ÉLECTRIQUES PARISIENS

(Concessionnaires de la Ville de Paris pour la Distribution de l'Électricité.)

———

429. — Plans et graphiques.

———

SERVICE TECHNIQUE DES EAUX ET DE L'ASSAINISSEMENT

M. COLMET-DAAGE, ✻, Ingénieur en chef des Ponts et Chaussées, Chef du Service.

M. BARATTE, ✻, Ingénieur en chef des Ponts et Chaussées, adjoint au Chef du Service.

M. HÉNAULT, Ingénieur des Ponts et Chaussées, chargé du Service des Canaux.

M. CHABAGNY, Ingénieur des Ponts et Chaussées, chargé du Service des Égouts.

M. LOEWY, ✻, Ingénieur des Ponts et Chaussées, chargé du Service de l'Assainissement de la Seine.

M. VIBERT, I. ✻, O. ✻, Ingénieur des Ponts et Chaussées, chargé du Service de la Distribution des Eaux.

M. DEJUST, I. ✻, Ingénieur municipal, chargé du Service des Machines et Réservoirs.

M. GRANDJEAN, A. ✻, Ingénieur municipal, chargé du Service des Dérivations.

AQUARELLES REPRÉSENTANT DIVERS OUVRAGES ET ÉTABLISSEMENTS DU SERVICE.

430. — **Pont-aqueduc de la Vanne à Arcueil.**

431. — **Pont-aqueduc du Loing et du Lunain à Arcueil** (vue perspective).

432. — **Réservoir de Montmartre.**

433. — **Usine d'Ivry et Bassins filtrants.**

434. — **Grande écluse double du Canal Saint-Denis.**

435. — **Usine de Colombes.**

PLANS ET CARTES.

436. — **Carte au $\frac{1}{200,000^e}$ des diverses dérivations d'eau de source et du canal de l'Ourcq.**

437. — **Plan de Paris au $\frac{1}{10,000^e}$ de la distribution du service privé** (eaux de sources et eaux de rivières filtrées).

438. — **Plan de Paris au** $\frac{1}{10,000^e}$ **de la distribution du service public et industriel** (eaux de rivière brutes).

439. — **Plan de Paris au** $\frac{1}{10,000^e}$ **du réseau des égouts et collecteurs.**

440. — **Carte des environs de Paris**, indiquant les aqueducs et usines du Service de l'Assainissement de la Seine avec les régions d'épandage.

441. — **Dérivations. — Canaux de la Ville.**
50 vues.

442. — **Machines et réservoirs. — Distribution des eaux.**
50 vues.

443. — **Égouts.**
50 vues.

444. — **Assainissement de la Seine.**
50 vues.

PHOTOGRAPHIES.

445. — **Ouvrages et établissements du Service technique des Eaux et de l'Assainissement.**
2 appliques.

LIVRES ET ATLAS.

446. — **Atlas de la dérivation des sources de la Vanne.**

447. — **Atlas de la canalisation des eaux de Paris.**

448. — **Atlas des égouts de Paris.**

449. — **Distribution d'eau et assainissement**, par M. BECHMANN. 2 vol.

450. — **Notice sur les eaux et l'assainissement de Paris en 1900.**

451. — **Notes à l'appui du compte de dépenses.**

452. — **Recueil de pièces concernant les eaux, les canaux et l'assainissement.**

453. — **Notice sur la dérivation de l'Avre.**

454. — **Notice sur la dérivation du Loing et du Lunain.**

455. — **Représentation par l'image de renseignements statistiques relatifs aux Services des Eaux et de l'Assainissement.**

INSPECTION GÉNÉRALE DES CARRIÈRES DE LA SEINE

M. BÈS DE BERC, ✳, Ingénieur en chef des Mines, Inspecteur général des Carrières de la Seine.

---

456. — **Atlas souterrain de Paris,** en cours de publication, comprenant 92 feuilles au $\frac{1}{1,000^e}$, dressé par M. E. GÉRARDS, I. ✿, ✤, Sous-Ingénieur municipal, Sous-Inspecteur. — M. WÜHRER, graveur.

457. — **Spécimens (séparés) de feuilles de l'Atlas souterrain de Paris au** $\frac{1}{1,000^e}$.

    1 cadre, 2 feuilles.

458. — **Catacombes de Paris** (ossuaire municipal).

    1 cadre, 2 photographies.

459. — **Anciennes carrières sous Paris.**

    1 cadre, 2 photographies.

460. — **Consolidation et utilisation des anciennes carrières sous Paris.**

    (Album de photographies.)

461. — **Plan d'ensemble au** $\frac{1}{20,000^e}$ **des Carrières du département de la Seine** (en étui).

462. — **L'Industrie minérale dans le département de la Seine.**

    (Album de photographies et renseignements statistiques.)

463. — **Carrières en exploitation dans le département de la Seine**

    5 cadres, 10 photographies.

464. — **Spécimens (séparés) de feuilles de l'Atlas souterrain au** $\frac{1}{5,000^e}$ **du Département de la Seine,** dressées par M. VALLET, I. ✿, ✤, Sous-Ingénieur des Mines, Sous-Inspecteur municipal. — M. WÜHRER, graveur.

    1 cadre, 2 feuilles.

465. — **Spécimen des feuilles minutes du plan au** $\frac{1}{1,000^e}$ **des carrières du département de la Seine,** dressées par M. VALLET, I. ✿, ✤, Sous-Ingénieur des Mines, Sous-Inspecteur municipal.

    1 cadre.

VUES STÉRÉOSCOPIQUES.

466. — **Carrières souterraines de Paris.**

    50 vues.

467. — **Carrières souterraines du département de la Seine.**

    50 vues.

Exécution des travaux exposés par la Commission Municipale du Vieux Paris (N°s 63 à 65, page 16).

DIRECTION DES FINANCES

M. DESROYS DU ROURE, ❋, ❦, ❦, Directeur.

M. MOURIER, I. ❦, ❦, Chef de service.

BUREAU CENTRAL ET SECRÉTARIAT

M. GALLOT, I. ❦, ❦, Chef (1re section).

M. MERLIN, I. ❦, Chef (2e section).

468-469. — **Représentation par l'image de renseignements statistiques** relatifs :

1º A la Dette.
2º Aux dépenses budgétaires de la Ville de Paris.

DIRECTION DU CADASTRE

ET

COMMISSION DE RÉPARTITION DES CONTRIBUTIONS DIRECTES

M. FONTAINE, O.✻, Président de la Commission,
Directeur.

---

470. — **Les propriétés bâties de la Ville de Paris, en 1889 et 1890.**
Recueil de tableaux statistiques et graphiques.
(Un volume.)

471. — **Le Livre foncier de Paris.**
Recueil de tableaux statistiques et graphiques sur la propriété bâtie et non bâtie à Paris, et renseignements généraux sur le Cadastre municipal et les divers services parisiens.
(2 volumes.)

472. — **Le Livre foncier de 1911.**
Recueil de tableaux statistiques et graphiques sur les propriétés bâties et non bâties de Paris, et renseignements généraux sur les divers services de la Préfecture de la Seine.
(Un volume.)

DIRECTION DU PERSONNEL

M. PÉNARD, I. ☙, Chef de service.

---

473. — Représentations par l'image de renseignements statistiques relatifs au Personnel de la Ville de Paris.

ADMINISTRATION GÉNÉRALE
DE L'ASSISTANCE PUBLIQUE A PARIS

M. G. MESUREUR, Directeur

CARTES ET TABLEAUX

474. — **Les Établissements de l'Assistance publique à Paris.**
(Hôpitaux, hospices, dispensaires, bureaux de bienfaisance, consultations de nourrissons.)

Carte au $\frac{1}{10.000e}$.

475. — **Les Établissements de l'Assistance publique dans le département de la Seine.**

Carte au $\frac{1}{50.000e}$.

476. — **Les Établissements de l'Assistance publique en France.**
(Sanatoriums, agences d'enfants assistés.)

Carte au $\frac{1}{600.000e}$

477. — **Représentation par l'image de renseignements statistiques** relatifs à l'Administration générale de l'Assistance publique à Paris.
(Droit des pauvres, personnel, enfants assistés.)

478. — **Les diverses catégories de secourus.**
(Schéma avec figures proportionnelles.)

479. — **Dispensaire Léon-Bourgeois.**
Photographies.

480. — **Pavillons de la Nouvelle Pitié vus de la Salpêtrière.**
Aquarelle.

481. — **Pavillons de chirurgie de la Nouvelle Pitié.**
Aquarelle.

482. — **Cour de consultation de la Nouvelle Pitié.**
Aquarelle.

483. — **La Nouvelle Pitié.**
Photographies.

484. — **L'École des Infirmières de l'Assistance publique à la Salpêtrière.**
Photographies.

485. — **Logements du personnel hospitalier dans divers Établissements.**
Photographies.

486. — **Nouvelles cuisines et magasins généraux.**
  Photographies.

487. — **Les laboratoires de l'Hôpital Saint-Louis** (bactériologie, radiographie, finsenthérapie).
  Photographies.

488. — **Les installations nouvelles de Cochin** (pharmacie, laboratoire, frigorifique).
  Photographies.

489. — **Les Services d'Enfants de l'Hospice de Brévannes.**
  Photographies.

490. — **Budget. — Compte moral. — Compte financier** (1911-1912).
  Un volume.

491. — **L'Assistance publique de Paris en 1900.**
  Un volume.

492. — **Les Bienfaiteurs de l'Assistance publique,** par MARESCOT DU THILLEUL.
  Deux volumes.

493. — **Le Domaine de l'Assistance publique,** par A. BONDE.
  Un volume.

494. — **Monographies d'Établissements** (Saint-Antoine, Claude-Bernard, Debrousse, Berck, la Nouvelle Pitié).
  Un volume.

  et des Écoles professionnelles de l'Assistance publique (École des infirmières de la Salpêtrière, Écoles d'Alembert, Le Nôtre et Henri-Mathé).
  Un volume.

495. — **L'Œuvre de l'Assistance publique contre la Tuberculose et Précis d'hygiène,** par André MESUREUR.

496. — **Rapport du Service des enfants assistés** (1911).
  Un volume.

497. — **Memento des Secours publics et Manuel pour l'application de la loi du 14 juillet 1905 sur l'assistance obligatoire aux vieillards, infirmes et incurables.**
  Un volume.

498. — **Inventaire des objets d'art de l'Administration de l'Assistance publique.**
  Un volume.

___

DIORAMAS

499. — **Salle d'opération de M. le professeur Quénu, à Cochin.**

500. — **Box d'isolement d'un service d'enfants.**

501. — **Une salle d'hôpital.**

502. — **Une consultation de nourrissons.**

ÉCOLES PROFESSIONNELLES DU SERVICE DES ENFANTS ASSISTÉS

M. Paul BARBIZET, I. ✠, inspecteur principal.

ÉCOLE D'ALEMBERT
M. Hayet, Directeur.

Meubles d'art exécutés par les élèves de la section d'ébénisterie.

---

503. — **Guéridon** (acajou verni).

504. — **Meuble de salon** (bois de rose et acajou vernis).

505. — **Table de salon** (acajou ciré).

506. — **Colonne-support** (citronnier verni et acajou ciré).

507. — **Plateau** (thuya et noyer verni).

508. — **Plateau** (acajou et thuya verni).

---

509. — **Spécimens d'ouvrages composés et imprimés par les élèves de la section de typographie et d'imprimerie.** (Voir *supra.*)

---

510. — **Spécimens d'ouvrages de broderie exécutés par les élèves de l'école Henri-Mathé, à Izeure (Allier).** Melle Martin, directrice.

CONSEIL GÉNÉRAL DE LA SEINE

BUREAU

MM. POIRIER DE NARÇAY . Président.

ÉMILE MASSARD, ✳, ⚕.
MARIN . . . . } Vice-Présidents.

FONTAINE, ✳, I. ⚕ . .
GUIBOURG . . . . . .
DE PUYMAIGRE, ✳ . . } Secrétaires.
MARCEL HABERT. . . .

GAY, ✳. . . . . Syndic.

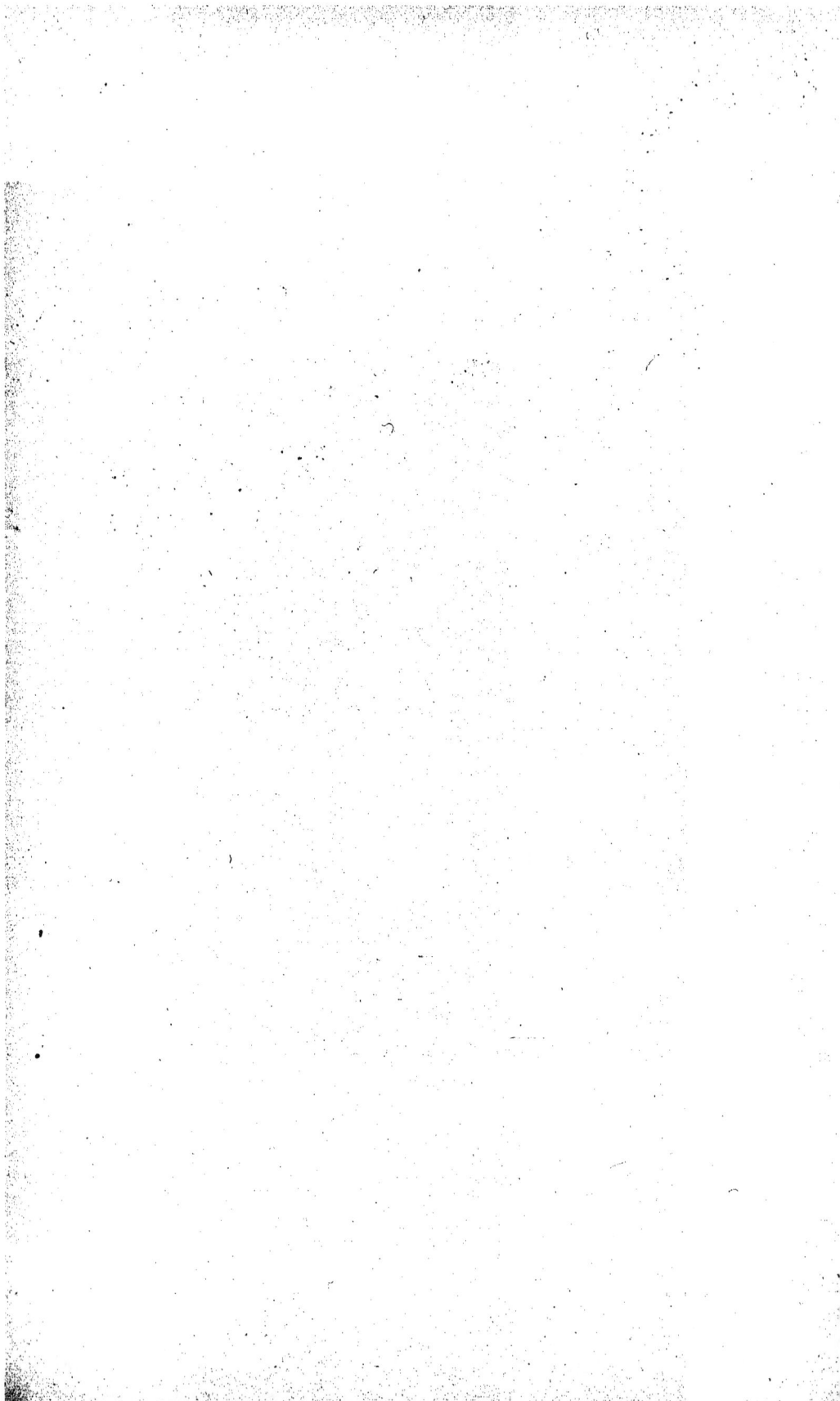

CONSEIL GÉNÉRAL DE LA SEINE

M. PRÉVAUDEAU, I. ✥, Directeur du Secrétariat du Conseil.

M. Audonnet, ✻, I. ✥, Chef du Cabinet du Président.

M. Moreaud, I. ✥, ⚜, Chef du Secrétariat du Syndic.

541. — **Insigne de Conseiller général de la Seine**, dessiné et exécuté par M. Maillard (Auguste), né à Paris. — Elève de Falguière. — M. H., 1892. — Méd. 3ᵉ cl., 1894. — Méd. 2ᵉ cl., 1898. — Méd. br., 1900 (E. U.). — ✻, 1907.

542. — **Écharpe de Conseiller général de la Seine.**

MÉDAILLES DU DÉPARTEMENT

(Exécutées par les soins de la Direction des Beaux-Arts et des Musées).

BORREL (Alfred-Marie), né à Paris. — Élève de son père, de Jouffroy et de Merley. — 2ᵉ prix de Rome, 1860. — Méd. de 3ᵉ cl., 1880. — 2ᵉ cl., 1890. — 1ʳᵉ cl., 1896. — Méd. arg., 1900 (E. U.). — ✻, 1906. — H. C.

543. — **Conseil des Prud'hommes** (face et 4 revers différents).

CHAPLAIN (Jules-Clément), né à Mortagne. — Prix de Rome, 1863 (G. M.). — Méd. 1870. — 2ᵉ cl., 1872. — ✻, 1877. — Méd. 1ʳᵉ cl., 1878 (E. U.). — Membre de l'Institut, 1881. — O. ✻, 1888. — H. C., 1889 (E. U.). — C. ✻, 1900. — Gr. Prix, 1900 (E. U.). — H. C., mort en 1909, et DUPUIS (Daniel-Jean-Baptiste). — Mort en 1899.

514. — **Conseil général** (face et revers).

DUPUIS (Daniel-Jean-Baptiste), né à Blois (Loir-et-Cher). — Élève de Cavelier et de Farochon. — Prix de Rome, 1872 (G. M.). — Méd. 3ᵉ cl., 1877. — Méd. 3ᵉ cl., 1878 (E. U.). — ✻, 1881. — Méd. d'or, 1889 (E. U.). — O. ✻, 1898. — Mort en 1899.

515. — Médaille de l'Administration générale de l'Assistance publique (face et revers).

516. — Médaille, prix pour les concours de Tir (face et revers).

517. — Médaille, prix pour les concours de Musique (face et revers).

518. — Médaille, prix pour les concours d'Horticulture (face et revers).

519. — Médaille, prix pour les concours de Chevaux de trait (face et revers).

520. — Médaille des Sociétés de bienfaisance (face et revers).

LAGRANGE (Jean), né à Lyon. — Élève de MM. Bonnassieux, Flandrin et Vibert. — Prix de Rome, 1860. — Méd. 3ᵉ cl., 1874. — Méd. 2ᵉ cl., 1879. — ✻, 1889. — Méd. arg., 1900 (E. U.). — H. C. — Mort en 1909.

521. — Palais de Justice (face et revers).

MERLEY (Louis), né à Saint-Étienne (Loire). — Élève de Galle, de David et de Pradier. — Grand Prix de Rome, 1843. — Méd. 2ᵉ cl., 1851. — Mention en 1855. — Rappel, 1857, 1861, 1863. — ✻, 1866. — Méd. 3ᵉ cl., 1867. — Mort en 1883.

522. — Tribunal de Commerce (face et revers).

ROTY (Louis-Oscar), né à Paris. — Méd. 3ᶜ cl., 1873. — Prix de Rome, 1875 (G. M.). — Méd. 2ᵉ cl., 1882. — 1ʳᵉ cl., 1885. — ✻, 1885. — Membre de l'Institut, 1888. — Gr. Prix, 1889 (E. U.). — O. ✻, 1889. — Gr. Prix, 1900 (E. U.). — C. ✻, 1900. — Méd. d'honneur, 1905. — H. C. — Mort en 1911.

523. — Plaquette des Prisons de Fresnes (face et revers).

PUBLICATIONS

524. — **Le Département de la Seine et la Ville de Paris.** — Notions générales et bibliographiques pour en étudier l'histoire, par M. Marius Barroux. 1 volume.

DIRECTION DES AFFAIRES DÉPARTEMENTALES

M. Paul MAGNY, O. ✻. I. ⚘, O. ✠, **Directeur.**

SERVICE ORDINAIRE ET VICINAL DU DÉPARTEMENT DE LA SEINE

M. VIENNOT, O. ✻, Ingénieur en chef des Ponts et Chaussées.

ARRONDISSEMENT DU SUD

M. Verrière, Ingénieur ordinaire des Ponts et Chaussées.

525. — **Pont de Maisons-Alfort**, sur la Marne.
Élévation générale.

526. — **Pont de Saint-Maur**, sur la Marne.
Élévation générale.

527. — **Passerelle de Saint-Maur-Créteil.**
Élévation générale.
Vue du côté amont.
(4 photographies.)

528. — **Épuration bactérienne des eaux d'égout** (Installations du Mont-Mesly).
Album de dessins et notice.

529. — **Épuration bactérienne des eaux d'égout** (Installations du Mont-Mesly).
Vue générale.
(Maquette.)

530. — **Appareil distributeur de l'eau d'égout à la surface des lits bactériens.**
(Système Lajotte-Laffly.)
(Modèle.)

ARRONDISSEMENT DU NORD-EST

M. Bourgeois, Ingénieur ordinaire des Ponts et Chaussées.

---

531. — Engins pour le curage des égouts.
(Wagonnet démontable avec vanne de chasse; palan porte-benne sur rail.)
(1 cadre, 4 photographies.)

ARRONDISSEMENT DU NORD-OUEST

M. Barillon, Ingénieur ordinaire des Ponts et Chaussées.

---

532. — Ponts de Puteaux, sur la Seine.
Élévation du Pont sur le grand bras.
Elévation du Pont sur le petit bras.
(2 photographies.)

SERVICE DES ALIÉNÉS

M. Raiga, Chef de service.

M. le Docteur Colin (Henri), Médecin en chef à l'asile de Villejuif, lauréat de l'Académie de Médecine.

533. — Hospitalisation des aliénés difficiles, vicieux, criminels (asiles de sûreté), 3e section de l'asile de Villejuif.
(1 cadre, 15 photographies.)

TRAVAUX D'ARCHITECTURE DU DÉPARTEMENT
ET DES COMMUNES

M. de Guestiers, Chef de bureau.

ROUSSI (Georges), né à Paris, élève de Guénepin. — M. H., 1886. — Méd. 3e cl., 1887. — Méd. 2e cl., 1888. — Méd. d'argent, 1900 (E.U.). — H. C.

534. — École nationale des Arts et Métiers de Paris.
A Châssis (vue perspective).

TOURNAIRE (Albert), né à Nice (Alpes-Maritimes), Prix de Rome 1888. — Grand prix 1900 (E. U.). — ✳ (1900). Méd. d'honneur (1901).

535. — Institut médico-légal, place Mazas, à Paris.

$$
3\ Chássis \left\{
\begin{array}{l}
\text{Perspective du Pont d'Austerlitz (aqua-} \\
\quad \text{relle).} \\
\text{Plan du rez-de-chaussée.} \\
\text{Plan du premier étage.}
\end{array}
\right.
$$

536. — Palais de Justice de Paris, tribunal de première instance.

Agrandissement sur le quai des Orfèvres.
Une perspective (aquarelle).

M. LOISEAU (Louis-Raphael), né à Valenciennes (Nord), élève de G. Moyaux et J. André, M. H., 1884.

537. — Projet de construction du septième asile d'aliénés.

$$
11\ Chássis \left\{
\begin{array}{l}
\text{Plan d'ensemble n}^{o}\ 4. \\
\text{Administration, rez-de-Chaussée.} \\
\quad\quad — \quad\quad \text{façade.} \\
\text{Pavillon des agités, plan.} \\
\quad\quad — \quad\quad \text{façade.} \\
\text{Pavillon des travailleurs, plan.} \\
\quad — \quad\quad — \quad\quad \text{façade.} \\
\text{Pavillon d'admission, plan.} \\
\quad\quad — \quad\quad \text{façade.} \\
\text{Hydrothérapie, pharmacie, plan.} \\
\text{Amphithéâtre, plan.}
\end{array}
\right.
$$

538. — Photographies.

(1 album.)

539. — Étude de l'organisation, avec plans, façades et coupes.

(1 plaquette.)

540. — Service spécial de l'asile de Ville-Évrard.

Plan d'ensemble des quatre quartiers. ·
(Photographie.)
Notice avec plans et dessins.

541. -- Asile agricole d'aliénés de Chezal-Benoit (Cher).

Notice avec plans et dessins.

542. — Maison spéciale de santé de Ville-Évrard.

Notice avec plans et dessins sur les pavillons de traitement et de surveillance continue.

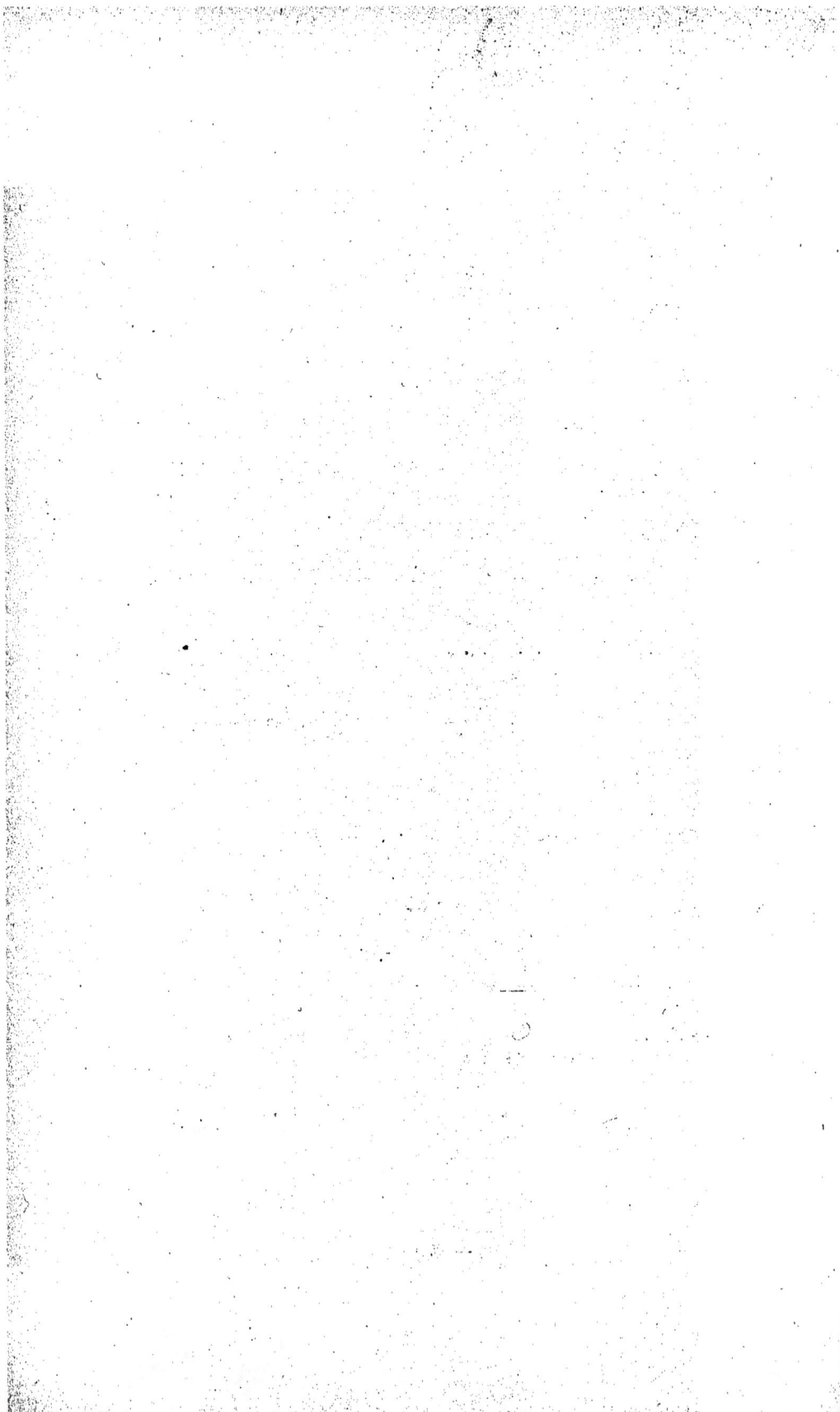

COLLABORATEURS

ARTISTES ET· ENTREPRENEURS

MM. Hermann VOGEL, artiste peintre.

BAILLY, artiste peintre décorateur.

GENIL, BOURDET et Cie, mosaïque décorative.

Jac GALLAND, peintre verrier.

ROUSSELET, entrepreneur de stuc.

COIGNET, fabricant de vases décoratifs en pierre agglomérée.

CARLHIAN et Cie, tapissier décorateur.

Veuve LE COEUR, MORIQUAND et Cie, entrepreneur de menuiserie et charpente.

VAN NECK, sculpteur ornemaniste.

FAILLE et RHEINARDT, électricien.

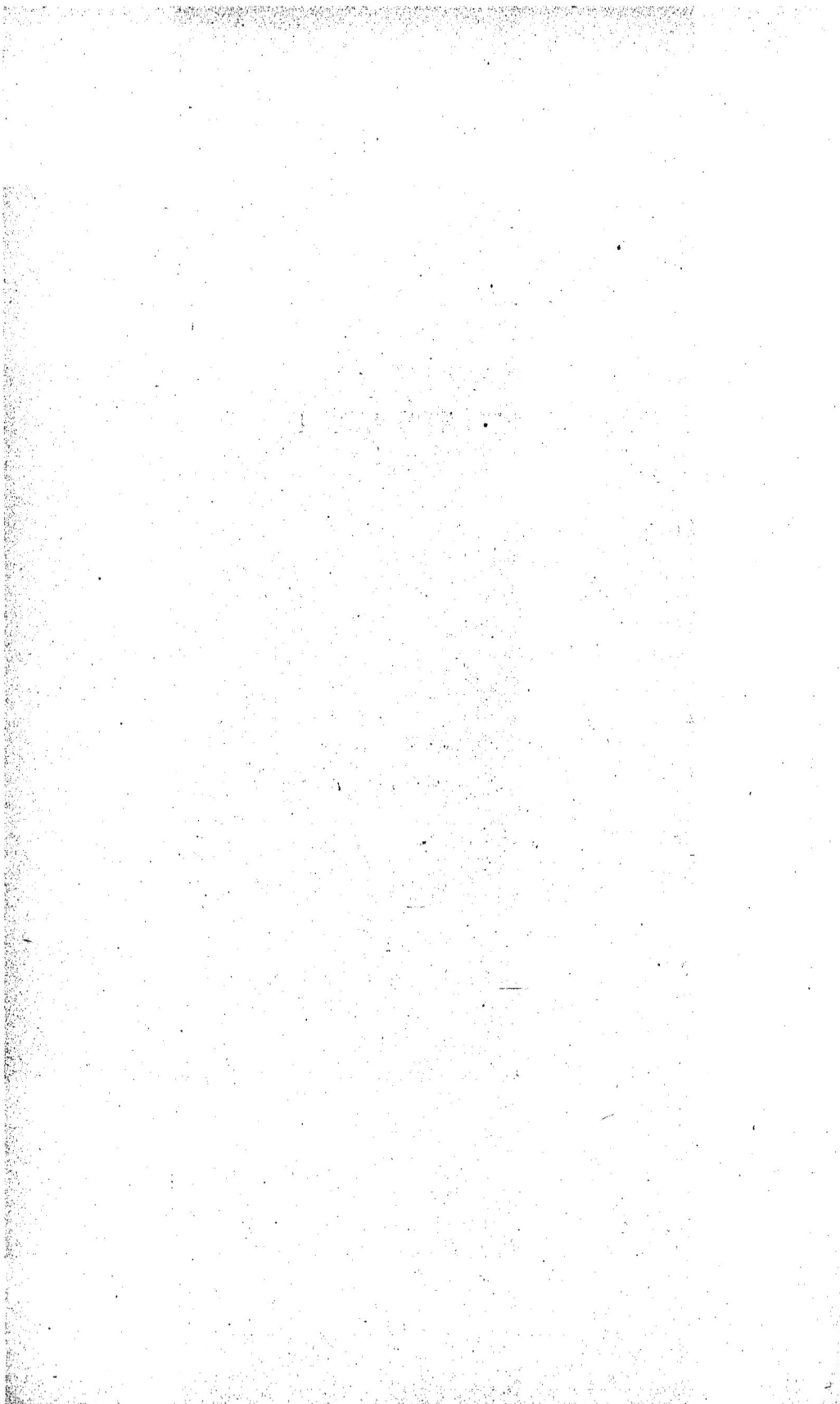

PRÉFECTURE

DE

POLICE

M. HENNION, C. ✳

Préfet de Police.

M. E. LAURENT, C. ✳

Secrétaire général.

SERVICE D'ORGANISATION ET D'INSTALLATION

M. Lucien GILLET, ✺, Architecte-Contrôleur de la Préfecture de Police.

Collaborateurs :

M. Jardot, A. ✿, Chef du Cabinet du Secrétaire général,

M. Danichert, A. ✿, attaché à la Section photographique du Laboratoire de Toxicologie.

MM. Alleaume, artiste peintre,
    Delahaye, artiste peintre,
    Ferrand, I. ✿, artiste sculpteur,
    Garat, A. ✿, artiste aquarelliste,
    Legrand, I. ✿, artiste peintre,
    Manciet, artiste peintre.

TABLE DES MATIÈRES

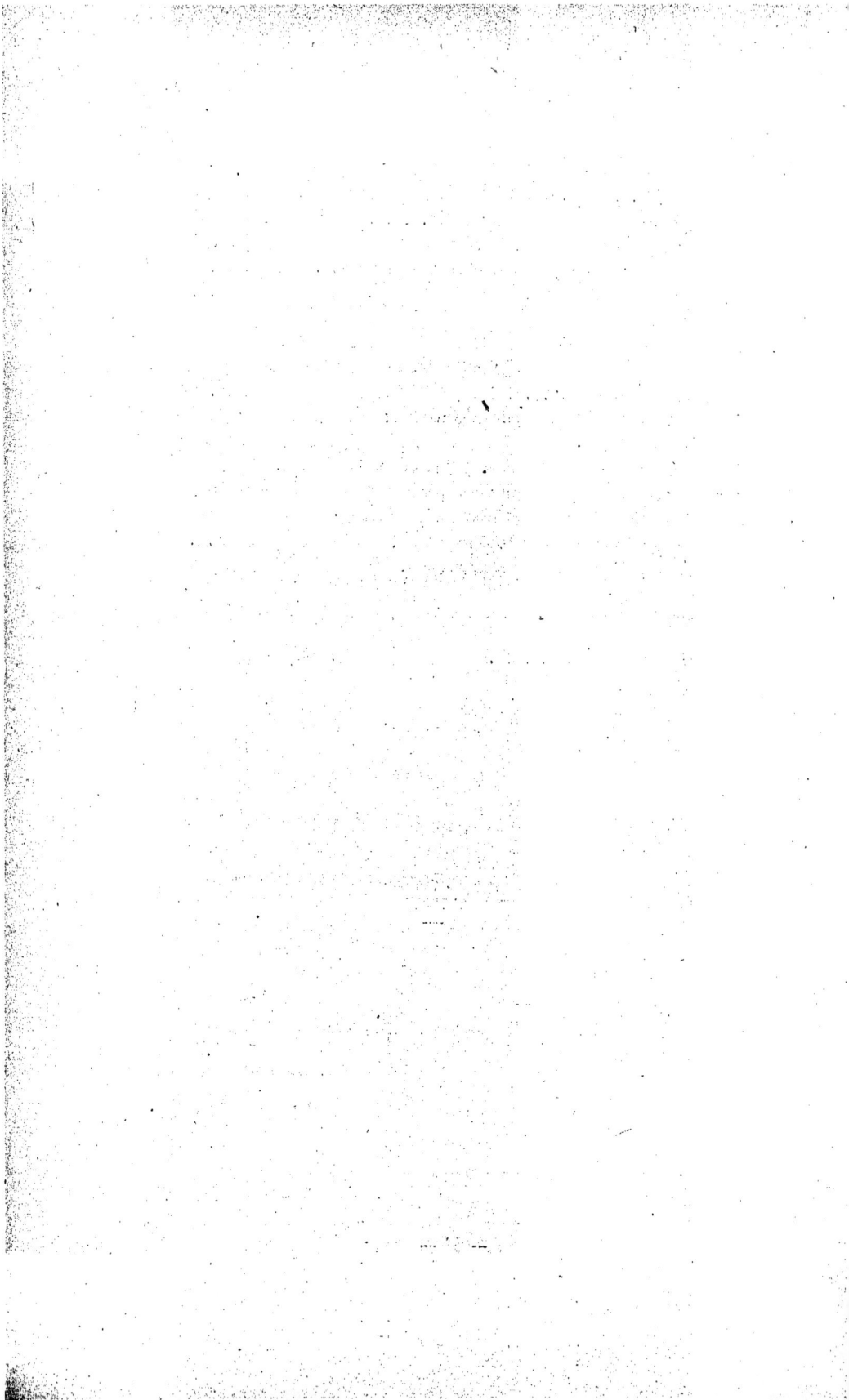

EXPOSITION RÉTROSPECTIVE

M. Rey, I. ☸, archiviste de la Préfecture de Police.

M. Féron, I. ☸, archiviste-adjoint.

Premier panneau.

ANCIEN RÉGIME (AVANT 1789)

543. — Lieutenants généraux de Police :

> Thiroux de Crosne (1785-1789).
> D'Argenson fils (1720-1722-1724).
> Bersin de Bellisle (1757-1759).

(Cadre.)

544. — Lieutenants généraux de Police :

> La Reynie (1667-1697).
> Hérault (1725-1739).
> Lenoir (1774-1775-1776-1785).
> De Sartine (1759-1774).
> D'Argenson père (1697-1718).
> Berryer (1747-1757).

(Cadre.)

545. — **Cérémonie de l'ordre et de la marche du cortège pour la Publication de la paix devant l'Hôtel de Ville.**

(Cadre.)

546. — **M. d'Argenson, Lieutenant général de Police et Conseiller d'Etat.**

Police et Sûreté établies dans Paris en 1665.

Habit de M. le Lieutenant général de Police dans ses audiences.

(Cadre.)

547. — **Juré-crieur de vin.**

(Cadre.)

548. — **Vue perspective des fêtes, jeux et feux d'artifice sur l'eau entre la place Louis XV, le bien aimé, et le Palais Bourbon, à l'occasion de la paix.**

(Cadre.)

549. — **La lanterne en hiver, l'eau en été.**

(Cadre.)

PRÉFETS DE POLICE. — COMMISSAIRES DE POLICE

POLICE MUNICIPALE

CORPS DE TROUPE SPÉCIAUX DE LA VILLE DE PARIS

---

550. — **Légion de Police générale** (1795).
Garde du Directoire (1797).
Garde de Paris (1806-1807).
Gendarmerie Royale de Paris (Restauration).
(Cadre.)

551. — **Gendarmerie Municipale de Paris** (Monarchie de Juillet).
(Cadre.)

552. — **Gendarmerie Impériale** (1806).
Gendarmerie de la Seine (Second Empire).
Gendarmerie Royale de Paris (Restauration).
Gendarmerie Impériale (Second Empire).
Gendarmerie Nationale (Troisième République).
(Cadre.)

553. — **Garde Municipale de Paris** (Monarchie de Juillet).
(Cadre.)

554. — **Garde Municipale de Paris** (Monarchie de Juillet).
Garde Républicaine (Seconde République).
Garde de Paris (Second Empire).
(Cadre.)

555. — **Garde Municipale de Paris** (Monarchie de Juillet).
(Cadre.)

556. — **Garde Municipale de Paris** (Monarchie de Juillet).
(Cadre.)

557. — **Garde Nationale** (1789-1843).
(Cadre.)

558. — **Veilleur de nuit** (XVIe siècle).
(Cadre.)

559. — **Costume des commissaires de Police :**

Avant 1789.
Révolution.
Premier Empire.
Restauration.
Monarchie de juillet.
Second Empire.
(Cadre.)

560. — **Garde de Paris dite Guet à cheval (1785).**

(Cadre.)

561. — **Gendarmerie** (Monarchie de Juillet).

(Cadre.)

562. — **Garde Nationale à cheval (1849).**
Garde Nationale à cheval de Paris (Restauration).
Garde Nationale des Communes rurales (1830).

(Cadre.)

563. — **Police Municipale** (1829-1870).

Sergents de ville (1829-1830).
Officier de paix et sergent de ville (1830-1848).
Gardiens de Paris (1848-1849).
Officier de paix et sergents de ville (1849-1870).

(Cadre.)

564. — **Préfets de Police** (1800-1913).

(48 portraits.)

(Cadre.)

565. — **Police Municipale** (1870-1894).

Siège de Paris 1870-71. — Gardien de la paix, Officier de paix.
—   —   — Officier de paix, Capitaine de Gardiens
de la paix mobilisés, Gardien de la paix mobilisé.
1871-1873. — Lieutenant de gardiens de la paix, Gardien de la paix
du bataillon de Versailles.
1873-1894. — Officier de paix et gardien de la paix.

(Cadre.)

566. — **Garde Républicaine** (Seconde République).
Garde Républicaine (Troisième République).

(Cadre.)

Troisième panneau.

CIRCULATION ET TRANSPORTS. — NAVIGATION ET PORTS

---

567. — **Vue de la Samaritaine et du Pont-Neuf.**

(Cadre.)

568. — **Vues de Paris** (1860-1861).

Église Saint-Sulpice.
Eglise Saint-Vincent-de-Paul.
Tour Saint-Jacques.
Arc de triomphe de l'Etoile.
Palais de Justice et Sainte-Chapelle.
Palais de l'Industrie.

(Cadre.)

569. — Vue de la Seine, prise du Louvre.

(Cadre.)

570. — Le port de Bercy.

Le pont des Saints-Pères.

(Cadre.)

571. — Remorqueur près du pont de Bercy.

(Cadre.)

572. — Fiacre.

Vue du boulevard Saint-Martin.

La fureur des Dames blanches.

(Cadre.)

573. — Chargement des pommes dans les wagons quai de Bercy.

(Cadre.)

574. — Paris en 1650.

Paris sous Louis XV.

(Cadre.)

575. — Vue du port Saint-Paul.

(Cadre.)

576. — Vues de Paris (1860-1861) :

Rue de Rivoli.
Eglise Saint-Germain-l'Auxerrois.
Le Corps Législatif.

(Cadre.)

577. — Jeu des omnibus et des Dames blanches.

(Cadre.)

578. — Vues de Paris (1860-1861) :

Le Grand Hôtel.
Le Panthéon.
L'Hôtel des Invalides.

(Cadre.)

579. — Vue de l'Hôtel des Invalides.

(Cadre.)

580. — Vue du Pont au Change.

(Cadre.)

581. — **Vues de Paris** (1860-1861) :

> Le Louvre.
> Place du Carrousel.
> Hôtel de Ville.
> Palais de Justice. Tour de l'Horloge.
> Colonne de Juillet.
> Palais du Louvre.

(Cadre.)

582. — **Vue de la sortie de Paris, prise du Pont-Neuf.**

(Cadre.)

Quatrième panneau.

HOTELS DE LA POLICE. — ATTRIBUTIONS DIVERSES
ET CARTES DE CIRCULATIONS

(CRIS DE PARIS, PETITS MÉTIERS, FÊTES PUBLIQUES, BALS, MÉDAILLES
ET PLAQUES, SECOURS PUBLICS, ETC.)

---

583. — **Vue prise du quai des Orfèvres** (1819).

(Cadre.)

584. — **Vue de la Chambre des Comptes.** (Préfecture de Police de 1844
à 1870.)

(Cadre.)

585. — **Hôtel du Préfet de Police, boulevard du Palais**, depuis 1871.
Vue de la Préfecture de Police (Caserne de la Cité).

(Cadre.)

586. — **Marchand de Coco** (1774).
Le Marchand de mort aux rats.
Vendeuse de Journaux.
Le Commissionnaire.

(Cadre.)

587. — **Cartes de circulation.** (Réception de souverains.)

(Cadre.)

588. — **Le Ramoneur.**

(Cadre.)

589. — **Vue du portail de l'église Notre-Dame** et de l'entrée de
l'**Hôtel-Dieu.**

(Cadre.)

590. — **Le Porteur d'Eau.**

(Cadre.)

591. — Château des Fleurs (1860).
(Cadre.)

592. — La Fête de la Concorde au **Champ-de-Mars**, le 21 mai 1848.
(Cadre.)

593. — Mabile. — Fête de Nuit.
(Cadre.)

594. — Longchamps. — Les Courses.
Voiture aux Chèvres aux Champs-Élysées.
(Cadre.)

595. — Danseur d'Échasses aux Champs-Élysées.
L'Aveugle du Pont des Arts.
Les Porteurs d'Eau.
Le Bouquiniste sur le quai Voltaire.
(Cadre.)

596. — Le Pauvre Malade conduit à l'hôpital.
Bureau de la Direction générale des Nourrices.
(Cadre.)

597. — Médailles et plaques délivrées aux :

Commissionnaires, chanteurs, chiffonniers, vendeurs d'écrits, porteurs aux Halles, marchands ambulants, brocanteurs, etc.
(Cadre.)

598. — Cartes de circulation (année 1912).
(Cadre.)

599. — Chiffonniers.
Le Racommodeur de Faïence.
Le Marchands d'Habits.
(Cadre.)

Cinquième panneau.

HALLES ET MARCHÉS. — APPROVISIONNEMENT DE PARIS

---

600. — Vue extérieure de la Halle au Blé.
(Cadre.)

601. — Ordonnance du Préfet de Police du 20 septembre 1811,
relative au placement des bateaux et boutiques de
poisson d'eau douce.
(Cadre.)

602. — Préfecture de Police. — Tarif des droits de pesage, mesurage et jaugeage publics dans la Ville de Paris (1808).

(Cadre.)

603. — Ordonnance du Préfet de Police, du 3 mars **1837**, relative à la Foire aux Jambons.

(Cadre.)

604. — Vue intérieure de la Halle au Blé et de sa coupole.

(Cadre.)

605. — Marchande d'Oranges.
Marchande de Cerises.

(Cadre.)

606. — Marché aux Veaux.

(Cadre.)

607. — Halles centrales.

Pavillon de la boucherie.
Le gavage des pigeons.

(Cadre.)

608. — Marché aux Chevaux.

(Cadre.)

609. — Marchande de Mouron.
Marchande de Volaille et Gibier.

(Cadre.)

610. — Ordre et marche du Bœuf Gras avec ordonnance de police concernant les masques pendant les jours gras (1844).

(Cadre.)

611. — Marchande de Salade.

(Cadre.)

612. — Les Cris de Paris (Marchandes).
Marchandes d'Œufs.
La Halle.

(Cadre.)

613. — Marchande de Choux.

(Cadre.)

614. — Programme officiel et cortège de la marche du Bœuf Gras (1862).

(Cadre.)

615. — Saint-Eustache et le Marché des Prouvaires.

(Cadre.)

616. — Vue du Marché et de la Fontaine des Innocents.

(Cadre.)

617. — Déjeuner à la Halle.
Marché aux Poissons.
(Cadre.)

618. — Vue d'optique représentant la foire Saint-Ovide sur la place Vendôme à Paris.
(Cadre.)

619. — Le Marché aux Fleurs.
Le Marché du Temple.
(Cadre.)

620. — Vue du marché et de la Fontaine des Innocents.
(Cadre.)

Sixième panneau.

VICTIMES DU DEVOIR

Photographies :

621. — Diplôme des Victimes du Devoir, par Édouard DETAILLE.
(Cadre.)

622. — Vue du monument des Victimes du Devoir de la Préfecture de Police au cimetière du Montparnasse.

Portraits de : VIGUIER, FOMORIN, RÉAUX, POUSSET, COLSON, ROYER, VALLET, DORÉ et FRANÇOIS, morts pour le devoir.

Vue des obsèques de l'agent Bailly, mort pour le devoir.
(Cadre.)

623. — Tableau des « Morts pour le Devoir ».
(Cadre.)

CABINET DU PRÉFET

M. Jacques PAOLI, Directeur du Cabinet.

M. Le Seyeux, I. ✤, Chef adjoint du Cabinet.

624. — Photographies.
> La Préfecture de police :
> Façade de l'Hôtel du Préfet.
> Façade sur la place du Parvis Notre-Dame.
> Façade sur le quai du Marché-Neuf.
> Façade sur la rue de Lutèce.
> (Album.)

625. — Attributions des Services.
> Les attributions des Services de la Préfecture de Police font l'objet de notices explicatives réunies en volumes, accompagnées d'albums de photographies.

626. — Statistique générale.
> Un emplacement spécial est réservé à la statistique des divers services de la Préfecture de Police et à une série de représentations caractéristiques, indiquant la progression et l'importance comparative des services en 1800, 1830, 1860, 1880, 1900 et 1912.

Meuble-bibliothèque :
> Contenant la collection des ordonnances, arrêtés et circulaires de 1900 à 1912, ainsi que les volumes et les albums de photographies se rapportant aux divers services de la Préfecture de Police.
> Dans les petites vitrines à droite et à gauche se trouvent réunis les objets suivants :

627. — Écharpe de Commissaire de police.

628. —   —   d'Officier de paix.

629. — Plaque de ceinturon d'Officier de paix.

630. —   —   —   de Brigadier de gardiens de la paix.

631. —   —   —   de gardien de la paix.

632. —   —   —   de Brigadier de sergents de ville de la banlieue.

633. — Des médailles et jetons.

SECRÉTARIAT GÉNÉRAL

LABORATOIRE MUNICIPAL DE CHIMIE

M. KLING, ℣, Directeur.

M. Sanglé-Ferrière, I. ℣, Chef des Travaux analytiques.

M. Moréal de Brévans, I. ℣, Sous-Chef du Laboratoire.

634. — **Notice descriptive du Service.**

(Voir le volume : *La Préfecture de Police*.)

635. — **Appareil à distiller dans le vide,** de M. Charles Girard (M. Deroy, Constructeur).

Cet appareil permet de distiller, à la température ordinaire, les liquides fermentés ou autres contenant l'alcool à bas degré; et d'obtenir celui-ci du premier jet à 96 degrés, avec tout le bouquet, l'arome, etc., du liquide originel.
Donne de bons résultats dans la distillation des vins et des huiles essentielles.

636. — **Règle graduée sur les deux faces,** de M. Sanglé-Ferrière, Chef des travaux analytiques.

Avec cette règle on détermine :
1° L'extrait densimétrique connaissant l'alcool et la densité du vin ;
2° L'extrait correspondant à la densité du vin privé de son alcool ;
3° Le degré alcoolique, connaissant la densité du vin et la densité du vin privé de son alcool;
4° Le degré alcoolique, connaissant la densité du vin et l'extrait sec en poids ;
5° Le rapport existant entre l'alcool en poids et l'extrait à 100 degrés.
L'ensemble de ces résultats permet de calculer le mouillage et le vinage.

637. — **Ebullioscope pour le dosage de l'alcool dans les vins,** de M. Truchon, chimiste principal au Laboratoire.

Avec cet appareil *en cinq minutes exactement*, et en opérant sur 25 centilitres de vin, on détermine, avec exactitude, le degré alcoolique d'un vin.

638. — **Appareil pour la séparation des mélanges de matières colorantes,** de M. Truchon, chimiste principal au Laboratoire municipal.

Procédé basé sur la solubilité de ces colorants dans les différents dissolvants. (Ether, éther acétique, alcool, etc., etc.).

639. — **Appareil pour le dosage rapide de la matière grasse dans les crèmes,** de M. Leys, chimiste principal au Laboratoire municipal.

Cet appareil permet :

1° L'introduction facile de la masse pâteuse au moyen de l'entonnoir ;
2° La pesée exacte en remplaçant l'entonnoir par le bouchon rodé ;
3° Le traitement par la liqueur d'Adam comme dans une boule à décantation et évacuation de la partie aqueuse par le robinet terminal.

640. — **Tube à distillations fractionnées** de M. Cuniasse, chimiste au Laboratoire municipal.

Ce tube, scindé en deux parties, peut servir indistinctement pour fractionner des liquides lourds et des liquides légers. Construit d'après les données théoriques et disposé de façon à activer le reflux, il réalise le principe du lavage des vapeurs et permet la séparation complète et rapide de corps à points d'ébullition très voisins.

641. — **Appareil pour la recherche de la margarine et du beurre de coco dans les beurres,** par la méthode de M. Lucien Robin, chimiste au Laboratoire municipal.

642. — **Photographies.**

Laboratoire du Directeur.
Salle d'analyse des denrées et des produits déposés par le public.
Salle d'analyse des laits, beurres et matières grasses.
Salle d'analyse des laits, batterie d'appareils pour épuisement de la matière grasse.
Salle d'analyse des eaux.
Salle d'analyse des vins et des boissons fermentées.
Salle d'analyse des alcools et spiritueux.
Salle d'analyse avec batterie d'appareils à distiller les vins.
Caisses métalliques pour les évaporations dans le vide.

(Album.)

643. — **Photographies microscopiques de Diatomées.**

Diatomées fossiles.
Diatomées fossiles.
Synerea Capitata.
Surirella.

(Cadre.)

Triceratium Grande.
Ericeratium Dobreanium.
Arachnoïdiscus Japonicus.
Antiseus Sculptus.

(Cadre.)

644. — **Modèles de bulletins de dépôt d'échantillons à analyser.**

645. — **Fiches de contrôle des dépôts.**

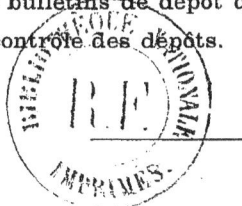

646. — Baraquement pour la destruction des explosifs.
Modèle réduit indiquant la disposition générale du baraquement.
Par E. FERRAND.

647. — Photographies.
Vue d'un baraquement (extérieur).
Vue d'un baraquement (intérieur).
Laboratoire.
Presse servant pour l'ouverture des engins.
Automobile du service, aménagée spécialement pour le transport
des engins.
Vue d'arrière de l'automobile : suspension à la Cardan.

(Album.)

LABORATOIRE DE TOXICOLOGIE

M. le Professeur OGIER, ⁂, Chef.

M. KOHN-ABREST, A. ⚕, ☥, Chef des Travaux chimiques.

M. DOURIS, Préparateur de Chimie.

648. — **Notice descriptive du Service.**

(Voir le volume : *La Préfecture de Police.*)

Peinture.

649. — **Salle des analyses de gaz au Laboratoire.**

Par ALLEAUME.

(Cadre.)

650. — **Grisoumètre à mercure de J. Ogier.**

Cet appareil, qui peut servir au dosage de divers gaz combustibles, a été établi spécialement en vue du dosage de l'oxyde de carbone dans l'air. Toutes les mesures sont faites sur le mercure. La combustion du gaz est réalisée dans une ampoule traversée par une spirale de platine qui peut être portée à l'incandescence par un courant électrique. La diminution de volume et, dans certains cas, la mesure de l'absorption par la potasse, sont déterminées sans difficulté dans le tube gradué étroit qui fait suite à l'ampoule : on calcule ainsi la proportion de gaz combustible.

651. — **Nouveau dispositif pour un appareil de Marsh, de J. Ogier.**

Dans cet appareil le chauffage du tube abducteur est réalisé au moyen d'un four électrique à résistance. Dans le but d'éviter les petites rentrées d'air et de régulariser l'introduction des liquides contenant des substances arsenicales, cette introduction a lieu par le moyen d'une boule à robinet placée au sommet de l'appareil producteur d'hydrogène. Par des manœuvres qu'il serait trop long d'énumérer ici, l'écoulement du liquide se fait automatiquement avec une régularité absolue; condition nécessaire pour éviter les pertes d'arsenic et pour obtenir des anneaux métalliques de dimensions régulières.

652. — Dispositif pour la purification des liquides en vue de la recherche toxicologique des alcaloïdes, de E. Kohn-Abrest.

> Ce dispositif, très simple, est basé sur l'emploi de l'aluminium activé (aluminium légèrement amalgamé dans des conditions très spéciales). Il a été reconnu que cet *aluminium activé* réalise l'élimination d'un grand nombre d'impuretés tout en respectant la plupart des alcaloïdes. Le procédé permet ainsi d'obtenir des résidus alcaloïdiques d'une grande pureté.

653. — Nécessaire pour l'examen rapide des peintures à base d'oxyde [de zinc, de E. Kohn-Abrest.

> Ce nécessaire permet d'évaluer très rapidement sur place les proportions approximatives de plomb et de quelques autres impuretés existant dans les peintures à base de blanc de zinc. Cet examen repose sur la propriété connue de l'oxyde de zinc d'être soluble dans les liqueurs ammoniacales. Il suffit de prélever quelques décigrammes de peinture, de calciner, et d'agiter les cendres, dans un tube gradué avec la solution ammoniacale. On apprécie la hauteur du dépôt formé par les substances insolubles. On en déduit la proportion des impuretés.

654. — Appareil portatif de J. Ogier et E. Kohn-Abrest pour déceler et mesurer de faibles quantités d'oxyde de carbone dans l'air.

> L'air à analyser est recueilli dans un flacon de quatre litres, à robinets : après avoir éliminé l'oxygène à l'aide d'une solution hydrosulfite de soude, on déplace lentement le gaz en le faisant passer à travers une solution de sang diluée à 1 0/0. A des intervalles convenables, on prélève quelques gouttes de la solution sanguine pour en faire l'examen spectroscopique. La mesure du volume d'air qu'il est nécessaire de déplacer pour donner au sang les caractères spectroscopiques du sang oxycarboné permet de calculer la proportion approximative de l'oxyde de carbone dans l'air. Le dispositif adopté permet de déceler des proportions d'oxyde de carbone de $1/20.000^e$.

Photographies.

655. — Appareil pour la destruction des matières organiques. (J. OGIER.)

656. — Pipette pour transvasement et absorptions des gaz. (J. OGIER.)

657. — Appareil mesureur des gaz. (J. OGIER.)

(Cadres.)

ARCHIVES

M. REY, I. ❧, Archiviste.

M. FÉRON, I. ❧, Archiviste-adjoint.

---

658. — **Collection des Ordonnances, Arrêtés et Circulaires (1900-1912).**

DIVISION DE LA COMPTABILITÉ ET DU MATÉRIEL

M. POURLIER, ✿, Chef de Division.

659. — Notice descriptive du Service.

(Voir le volume: *La Préfecture de Police*.)

INSTALLATION DES SERVICES DE POLICE

660. — Programme pour l'installation des Services de police.

    a) Poste de Police ;
    b) Commissariat de Police ;
    c) Poste et Commissariat situés dans le même immeuble.

(Volume.)

661. — Plan des dispositions d'une maison de Police :

    a) Rez-de-chaussée : le Poste ;
    b) Premier étage : le Commissariat.

(Cadre.)

662. — Photographies.

    Vue extérieure d'une maison de Police.
    Vue intérieure d'un Poste de Police.
    Vue intérieure d'un violon.
    Vue de la salle du public du Commissariat.

(Album.)

663. — Peintures.

    Vue intérieure d'un Poste de Police.
    Vue intérieure d'un violon.

Par MANCIET.

(Deux cadres.)

INSPECTION DIVISIONNAIRE DE LA CIRCULATION ET DES TRANSPORTS

M. JOLTRAIN, ✳, Inspecteur Divisionnaire.

M. CHAMPAVIER, I. ⚜, Chef du Service administratif.

M. DUPREY, I. ⚜, Inspecteur Général de la Navigation commerciale
et des Ports du Département de la Seine.

664. — Notice descriptive du Service.

(Voir le volume : *La Préfecture de Police.*)

665. — Ordonnance de police sur la circulation dans Paris.
(Volume.)

666. — Vue de la circulation place Saint-Michel.
(Aquarelle, par GARAT.)

Plans des dispositions spéciales à la circulation :

667. — Circulation place Saint-Michel.
(Cadre.)

668. — Circulation place de l'Étoile.
(Cadre.)

669. — Circulation place de l'Opéra.
(Cadre.)

670. — **Les Petits Métiers de la rue, autorisés ou tolérés par la Préfecture de Police.**

Ces petits métiers sont représentés exerçant leur industrie sur la place de la Bastille.

On remarque parmi ceux-ci :

La marchande de fleurs.
Le crieur de journaux.
Le rémouleur.
Le raccommodeur de porcelaines.
Le marchand de marrons.
Le marchand de tonneaux.
Le commissionnaire.
Le vitrier.
L'homme-réclame.

Le colleur d'affiches.
Le marchand d'habits.
Le marchand de statuettes.
Le photographe ambulant.
Le camelot.
Le marchand de glaces.
Le chanteur.
Le marchand de plaisirs.
Le marchand de ballons.
L'hercule.

(Vitrine.)

MM. E. FERRAND, statuaire,
GARAT, artiste peintre,
(Collaborateurs).

671. — Photographies.

Marchands des quatre saisons.
Médailles d'autorisation (A. P., ancien Paris).
Médailles d'autorisation (N. P., nouveau Paris).
Marchands de fleurs.
Marchands de légumes.
Marchande de poissons.
Marchande de glace.

(Album.)

Commission d'examen des Cochers et Conducteurs d'automobiles.

672. — Photographies.

Séance de la Commission d'examen des cochers.
—   —   des conducteurs d'automobiles.
Épreuve de remisage.

(Album.)

673. — Chemin de fer Métropolitain (Ordonnance concernant l'exploitation).

(Volume.)

674. — Médaille de Commissionnaire (voie publique).

675. — Médaille de Commissaire dans les gares de chemin de fer.

INSPECTION GÉNÉRALE DE LA NAVIGATION COMMERCIALE
ET DES PORTS DU DÉPARTEMENT DE LA SEINE

676. — Notice descriptive du Service.

(Voir le volume : *La Préfecture de Police.*)

PREMIÈRE DIVISION

M. G. HONNORAT, O. ✻, Chef de Division.

MM. LEFRANC, ✻,
    HARDUIN, I. ✪,
    CADOU, ✻,   ⎬ Chefs de bureau.
    SEIGNEUR, I. ✪,
    FLEURY, I. ✪,

MAISON DE RETRAITE DU DÉPARTEMENT DE LA SEINE
A VILLERS-COTTERETS

M. MOULINET, I. ✪, Directeur.

677. — Notice descriptive du Service.

(Voir le volume : *La Préfecture de Police.*)

678. — Aquarelle.

Promenade d'hospitalisés dans la Cour d'honneur.
Par F. GARAT.

(Cadre.)

679. — Photographies.

Façade sur la Cour d'honneur.
Façade sur le parc.
Vue intérieure, cour des hospitalisés.
La cuisine.
Un réfectoire.
Un dortoir.

(Album.)

MAISON DÉPARTEMENTALE DE NANTERRE

M. V. Moine, I. ✿, Directeur.

680. — **Notice descriptive du Service.**

(Voir le volume : *La Préfecture de Police.*)

681. — **Plan schématique de la disposition générale des Services**

682. — **Vue panoramique de la Maison départementale.**

683. — **Peinture.**

Vue d'un atelier de confection de sacs en papier.
Par Delahaye.

(Cadre.)

684. — **Photographies.**

Vue générale dans la Cour : Bâtiment d'administration, bâtiment
des cuisines.
Meunerie (moulins).
— (blutoirs).
Panification mécanique.
Une des cuisines.
Buanderie.
Lingerie.
Atelier de couture.
— de confection de sacs en papier.
— de papeterie.
— d'articles de Paris.
— de serrurerie.
Réfectoire de valides.
— de vieillards.
— des enfants.
Dortoir de valides (femmes).
— — (hommes).
— de vieillards.
Section isolée pour tuberculeux.
— — (cure d'air.)
Jardin entre les bâtiments.
Chemin de ronde.
La crèche.
Le théâtre organisé par les hospitalisés à l'occasion de la Fête
Nationale.

**Œuvre du Vestiaire fondée par M. Félix Faure, Prési-
dent de la République.**

685. — **Photographies.**

Arrivée à la Maison. (Femme et son enfant.)
Départ de la Maison. —
Arrivée à la Maison. (Homme.)
Départ de la Maison. —

(Album.)

PROTECTION DE L'ENFANCE

686. — Notice descriptive du Service.

(Voir le volume : *La Préfecture de Police.*

---

687. — Rapports annuels de 1900 à 1912.
(Volumes.)

DÉPOT DES OBJETS TROUVÉS

688. — Notice descriptive du Service.

(Voir le volume : *La Préfecture de Police.*)

---

689. — Photographies.

Vue d'un des magasins.
Vue du dépôt des objets de valeur.

(Album.)

DEUXIÈME DIVISION

M. SAINTYVE, ❊, Chef de Division, Inspecteur Divisionnaire des Halles, Marchés et Abattoirs.

M. Aubert, I. ❧, Chef du Bureau d'Hygiène.

M. Philippe, I. ❧, Chef du Service administratif de l'Inspection Divisionnaire des Halles, Marchés et Abattoirs.

M. le Professeur THOINOT, ❊, Inspecteur général des Services techniques d'Hygiène, Médecin-Inspecteur de la Morgue, Directeur des Secours publics.

M. le Docteur Dubief, ❊, Médecin-Inspecteur principal du Service des Épidémies.

M. Hébrard, I. ❧, Contrôleur de la Fourrière.

M. Maucler, Greffier de la Morgue.

BUREAU D'HYGIÈNE

690. — Notice descriptive du Service.

(Voir le volume : *La Préfecture de la Police.*)

691. — Ordonnance de police portant Règlement sanitaire de la Ville de Paris.
(Volume.)

Conseil d'hygiène publique et de salubrité du département de la Seine.

692. — Tables analytiques des comptes rendus des séances pendant les années 1895 à 1904.
(Volume.)

693. — Comptes rendus des séances de 1905 à 1912.
(Volumes.)

694. — Jeton de présence. (Avers.)

695. — Jeton de présence. (Revers.)

Commissions d'hygiène et de salubrité des arrondissements de Sceaux et Saint-Denis.

696. — Jeton de présence. (Avers.)

697. — Jeton de présence. (Revers.)

SERVICE DES SECOURS PUBLICS

698. — Notice descriptive du Service.

(Voir le volume : *La Préfecture de Police.*)

699. — **Pavillon de secours aux noyés.**
Modèle réduit.

Par E. FERRAND.

Appareils de M. LEQUEUX, Inventeur et Constructeur.

700. — **Photographies.**

Transport des blessés au moyen du brancard roulant.
— au moyen du brancard roulant et du brancard à bras.
Soins donnés dans un Poste de police.

(Album.)

ÉTABLISSEMENTS DANGEREUX INSALUBRES OU INCOMMODES

M. PAUL ADAM, ✻, Inspecteur principal, Chef de Service.

M. PORTIER, I. ✿, Inspecteur principal adjoint.

701. — Notice descriptive du Service.

(Voir le volume : *La Préfecture de Police.*)

702. — **Législation des Établissements existant dans le département de la Seine.**

(Volume.)

FOURRIÈRE

710. — Notice descriptive du Service.

(Voir le volume : *La Préfecture de Police.*)

711. — Photographies.

Voiture automobile spéciale pour l'enlèvement des animaux et des objets déposés dans les Commissariats et les Postes de police.
Arrivée des animaux, déchargement des niches mobiles.
Une vue du chenil.
Vue de la grande cour intérieure (côté droit).
— — (côté gauche).
Le magasin des bicyclettes perdues ou saisies.
Laboratoire du vétérinaire.

(Album.)

MORGUE

712. — Notice descriptive du Service.

(Voir le volume : *La Préfecture de Police.*)

713. — Photographies.

Vue du bâtiment.
La salle des machines.
Vue de la salle des cases frigorifiques pour la conservation des corps
(Album.)

INSPECTION DIVISIONNAIRE DES HALLES, MARCHÉS ET ABATTOIRS

714. — Notice descriptive du Service.

(Voir le volume : *La Préfecture de Police.*)

715. -- **Photographies.**

Une vue des Halles.
La vente sur le carreau.
La clôture du marché.
Vente en gros de la volaille et du gibier.
—   du poisson.
—   des beurres,
          des fromages.
—   des viandes; un poste de poids publics.
Découpeur à la vente en gros des viandes.
Fort à la vente en gros des viandes.
—   —   de la volaille.
—   —   du gibier.
—   —   des fruits.
—   —   du poisson.
Fort au carreau forain.
Compteurs mireurs d'œufs au travail.
Vente au détail de la boucherie.
—   des fruits.
—   du poisson.
—   des fromages.

Types des Halles :
Marchande au petit tas (la mère aux chats).
Marchande de soupe.
Marchand d' « arlequins ».

Frigorifique :
Le moteur.
Examen des viandes au moyen des rayons X.
Salle du laboratoire (chimie).
—   (micrographie).
Marché aux pommes sur la Seine (le Mail).
—   —   (vente sur un bateau).

(Album.)

716. — **Médaille de porteur aux Halles centrales.**

717. — **Médaille de fort aux Halles centrales.**

INSPECTION VÉTÉRINAIRE SANITAIRE DE PARIS ET DU DÉPARTEMENT DE LA SEINE

M. MARTEL, ✣, A. ✣, C. ✣, Chef du Service.

718. — **Notice Descriptive du Service.**
(Voir le volume : *La Préfecture de Police.*)

719. — **Rapports sur les opérations du Service.**
(Volumes.)

720. — **Photographies.**

Découverte d'une tuerie clandestine.
Examen et saisie de viandes dans une tuerie clandestine.
Examen, saisie et enlèvement de viande dans une tuerie parti-
culière autorisée.

(Album.)

Une vitrine, contenant :

721. — **Une oreille de bovidé** (plombage des cuirs provenant de bovidés
tuberculeux).

722. — **Oreille de lapin** (marquée avec l'aide de rondelles métalliques pour
les recherches du laboratoire, notamment pour le diagnostic post-
mortem de la rage).

723. — **Pince riveteuse servant à fixer les marques.**

724. — **Estampille du vétérinaire sanitaire.**

725. — **Estampille pour la marque des viandes saisies.**

726. — **Estampille à rouleau servant à la marque des chevaux.**

727. — **Estampille du surveillant sanitaire.**

728. — **Estampille servant au surveillant sanitaire pour consigner
les viandes.**

729. — **Trousse désinfectable.**

730. — **Pince à plomber, à caractères mobiles, servant à sceller
les voitures transportant les viandes au clos d'équarris-
sage.**

731. — **Lampe électrique et son accumulateur pour l'inspection de
nuit des porcs.**

732. — **Lampe à acétylène** (même usage).

733. — **Marque à feu** (employée à la foire aux jambons).

---

734. — **Empreinte de l'estampille à rouleau.**

Empreintes (diverses estampilles et estampilles « saisi » et « consigné ».

(Cadres.)

Peintures.

735. — Inspection de la viande aux Halles centrales.
Inspection de la volaille aux Halles centrales.
Inspection du poisson aux Halles centrales.

Par GROSPERRIN.

(Cadre.)

Peintures.

736. — Examen d'un bœuf aux abattoirs.
Examen de chevaux aux abattoirs.
Examen de porcs aux abattoirs.

Par GROSPERRIN.

(Cadre.)

Peintures.

737. — Examen à la Fourrière d'un cheval blessé.

Examen d'un bovide (exploration des ganglions pour la recherche de la tuberculose).

Par Grosperrin.

Modèle d'un certificat de saisie.

(Cadre.)

INSPECTION PRINCIPALE DU MARCHÉ AUX BESTIAUX

M. Gascout, ✠, Inspecteur principal.

738. — **Photographies.**

Marché aux bœufs.
— aux taureaux.
— aux veaux.
— aux porcs.

(Album.)

739. — **Médaille d'ouvrier au Marché aux bestiaux de La Villette.**

ABATTOIRS DE LA VILLETTE

FRIGORIFIQUE

740. — **Photographies.**

Usine du frigorifique.
Entrée du frigorifique.
Monte-charges.
Examen des viandes dans une chambre du frigorifique.

(Album.)

INSPECTION DU MARCHÉ AUX CHEVAUX

741. — **Photographies.**

Vue d'ensemble.
Vue d'un box.
Présentation d'un cheval.
Essais sur la piste.

(Album.)

COMMISSARIAT SPÉCIAL DES HALLES

INSPECTION DES POIDS ET MESURES ET RÉPRESSION DES FRAUDES

M. P. GUICHARD, ✵, Commissaire spécial de police des Halles centrales.

742. — Notice descriptive du Service.

(Voir le volume : *La Préfecture de Police*.)

Photographies.

743. — Personnel des services du commissariat spécial des Halles :
Commissaires de police.
Inspecteurs des ventes en gros.
Forts des halles.
Compteurs-mireurs.
Découpeurs de viandes.
Brigade de gardiens de la paix.
(Cadre.)

744. — Photographie.
Brigade cycliste d'inspection du lait.
(Un cadre.)

745. — Photographie.
Service cycliste et automobiles du service de la répression des fraudes.
(Cadre.)

746. — Photographie.
Le caveau des Halles.
(Tableau de LHERMITTE.)
(Cadre.)

747. — Photographies.
Vente de fleurs.
Chambre chaude pour bananes.
Un canton du carreau des légumes.
Un canton du carreau des fruits.
Vente au détail du cresson.
Un porteur aux Halles.
(Cadre.)

748. — Photographies.
Vente au détail des huîtres.
La préparation des escargots.

Un poste de gardage du poisson.

Un poste de gardage à la volaille.

Le gavage des pigeons.

Le chargement des petites voitures.

Les marchandes des quatre-saisons.

(Un cadre.)

UNE OPÉRATION DE PRÉLÈVEMENT

749. — Photographies.

Chez le débitant de vins.

Sur voiture du camionneur.

Dans le chai de gros.

Sur le wagon-réservoir.

Sur la berge.

(Un cadre.)

DÉPOT DES ÉCHANTILLONS PRÉLEVÉS

750. — Photographies.

Arrivée et enregistrement.

Vue de la cave aux échantillons de vins.

Vue de la cave aux échantillons de lait.

Vue de la cave des produits divers.

Malle pour automobile contenant les ustensiles et accessoires nécessaires aux prélèvements.

(Un cadre.)

TYPES D'ÉCHANTILLONS

751. — Un prélèvement lait bichromaté, cachet cire.

752. — Un prélèvement beurre prêt à être envoyé au Laboratoire.

753. — Un prélèvement de café.

754. — Un prélèvement de cognac.

755. — Un prélèvement de champagne.

756. — Un modèle de procès-verbal de prélèvement (recto et verso).

(Un cadre.)

757. — Objets divers du service.

Bassin laitier de Paris (teneur en beurre par région).

758. — Carte de la traite du matin.

(Un cadre.)

759. — Carte de la traite du soir.

(Un cadre.)

760. — Photographies.

Dépôts de province approvisionnant Paris.
La traite chez un nourrisseur.
Prélèvement au moment de la traite.
Prélèvement à la sortie de l'étable.
Prélèvement au moment où le cultivateur remet le lait au garçon.
Prélèvement en campagne sur la route.
Appareils à pasteuriser et à réfrigérer.
Voiture de ramassage en province.
Un dépôt d'approvisionnement de lait en province.
Arrivée au dépôt d'approvisionnement d'une voiture de ramassage.
Un wagon de lait (double plateau).
L'arrivée du lait en gare de Paris.
Voiture de livraison en gros.
Voiture d'approvisionnement d'un crémier.
Livraison du lait, au petit jour, par un garçon laitier.
Visite d'une voiture de livraison par le Service d'Inspection.
Prélèvement sur une livraison.
Boutique de laiterie (la vente du lait).
Examen du lait chez un crémier.
Prélèvement du lait chez un crémier.
Procès-verbal de prélèvement.
Les échantillons prélevés,
Rapport d'analyse.
Récipients en usage pour la vente du lait.
Livraison du lait au détail par une porteuse.
Livraison du lait au détail au moyen d'une poussette.
Livraison du lait au détail au moyen d'une voiture à bras.
Livraison du lait au détail au moyen d'une voiture attelée.
Laitière sous une porte cochère. (Consommation du lait.)
Installation à une terrasse sur la rue. (Consommation du lait.)

(Album.)

INSPECTION DES POIDS ET MESURES

761. — Notice descriptive du Service.

(Voir le volume : *La Préfecture de Police.*)

DIRECTION DE LA POLICE MUNICIPALE

M. TOUNY, O. ✵, Directeur.

M. Rault, ✵, Chef des bureaux.

762. — Notice descriptive du Service.

(Voir le volume : *La Préfecture de Police.*)

763. — Écharpe d'Officier de paix.

Peintures.

764. — Gardien de la paix (tenue de jour).
765. — — (tenue de nuit.)

Par Manciet.
(Cadres.)

766. — Photographies.

Officier de paix.
Inspecteur principal.
Brigadier.
Sous-brigadier.
Gardien de la paix.
(Album.)

767. — Bâton-signal en usage à la brigade des voitures.

ÉCOLE PRATIQUE DE LA POLICE MUNICIPALE

M. Genaud, Moniteur général.

768. — Photographies.

Cours de théorie écrite.
Cours de théorie orale.
Cours de télégraphie.
Cours de téléphonie.
(Album.)

BRIGADE FLUVIALE

M. Girard, Inspecteur principal.

---

769. — Aquarelle.

Vue du dock flottant avec les canots la *Mouette* et la *Vigie*.

Par F. Garat.

(Cadre.)

770. — Peintures.

La Vigie.
La Mouette.

Par Manciet.

(Cadres.)

771. — Photographies.

La Vigie, canot de service.
La Mouette, canot armé d'une pompe d'épuisement.
La Mouette, armé de grosses lances pour combattre les incendies.
La Mouette, procédant au sauvetage d'une péniche en danger de couler.

(Album.)

772. — Insignes du service.

773. — Ligne de secours, système « Marieu » en usage à la brigade fluviale.

SERVICE DES CYCLISTES

(GARDIENS DE LA PAIX ET GARDES RÉPUBLICAINS)

---

774. — Peinture.

Gardien de la paix cycliste.

Par Manciet.

(Cadre.)

775. — Photographies.

Groupe de gardiens de la paix cyclistes.
Compagnie de gardes républicains cyclistes.
Patrouille de gardes républicains conduite par un gardien de la paix.

(Album.)

776. — Insignes du service.

POLICE SUBURBAINE

CHIENS DE POLICE

(PROTECTION DES AGENTS DANS LA BANLIEUE PARISIENNE

777. — Notice descriptive du Service.

(Voir le volume : *La Préfecture de Police.*)

778. — Photographies.

Groupement à Asnières.
— à Pantin.
— à Saint-Ouen.
— à Charenton.
— à Choisy-le-Roi.
— à Gentilly.
— à Saint-Cloud.

(Album.)

DIRECTION DES RECHERCHES

SERVICE DE L'IDENTITÉ JUDICIAIRE

M. HAMARD, ❀, Directeur.

M. Alphonse BERTILLON, ❀,
Chef du Service de l'Identité judiciaire.

M. David, I. ❦, Sous-chef de service.

NOUVEAUX PROCÉDÉS TECHNIQUES
DE POLICE JUDICIAIRE

---

779. — **Notice descriptive du Service.**

(Voir le volume : *La Préfecture de Police.*)

780. — 1º **Nouvel appareil de photographie topographique et métrique**, format 24×30, pour la photographie judiciaire, fondé
sur le principe perspectif de la fixité du centre optique de l'objectif
dans l'espace. La mise en plaque de l'image est assurée ici par le
déplacement de la plaque sensible à l'arrière et non par celui de
l'objectif. La mise au point est obtenue par le moyen d'une trousse
d'objectifs à tirages constants, de façon à permettre l'emploi, pour
le montage des épreuves, de cadres perspectométriques uniformes;
inscription automatique sur le cliché de la ligne d'horizon et du
tirage focal, au moyen d'un système d'aiguilles fixées en marge du
cadre arrière de la chambre noire. (Voir spécimens dans l'album
nº 4.)

Une couronne pour le renversement de l'appareil 24×30 permettant la prise de photographies du sol sans déformations perspectives.

Vues des différentes transformations de l'appareil ci-contre.

781. — 2º **Nouvel appareil dit « Redresseur »**, ayant pour but d'obtenir
directement, au moyen de la photographie, le plan architectural du
sol, d'après un cliché métrique. .chelle des plans ainsi reconstitués :
1/10ᶜ, format 60×60.

782. — 3º **Spécimens de redressements obtenus avec le nouvel
appareil dit « Redresseur »**. (Exposé sous le numéro précé-
dent.)

(Cadre.)

783. — 4° **Diverses photographies métriques des principales salles du Service de l'Idendité Judiciaire.**

Un choix de photographies prises parmi les collections métriques et documentaires faites au Palais de Justice de Paris, à la Conciergerie, à la prison Saint-Lazare et à la maison d'arrêt et de correction de la Petite Roquette.

(Album.)

784. — 5° **Un panneau représentant la théorie optique et perspective du « portrait signalétique profil et face ».**

(Cadre.)

785. — 6° **Peinture** représentant la salle d'anthropométrie pendant une séance de mensuration.

Par Manciet.

(Cadre.)

786. — 7° **Malle spéciale dite « Bertillonne »** avec isolateurs, pour le transport sans contact des pièces à conviction présentant des empreintes digitales, telles que : bouteilles, verres à boire, fragments de vitres ou glaces, etc., et panier protecteur en osier capitonné, pour le transport par messagerie.

Vitrine à deux corps contenant :

787. — 1° **Une trousse d'instruments de mensuration anthropométrique** avec matériel pour relever les empreintes digitales.

788. — 2° **Panneau représentant la manière de relever les principales mensurations anthropométriques.**

789. — 3° **Une boîte spécimen de fiches signalétiques du classement anthropométrique** en usage au Service de l'Identité Judiciaire.

790. — 4° **Un spécimen d'album dit D. K. V.,** comprenant environ 3 000 photographies classées d'après les traits physionomiques pour la recherche et la reconnaissance sur la voie publique des individus sous le coup d'un arrêt d'expulsion.

791. — 5° **Un appareil de photographie métrique,** format 9×14, basé sur les mêmes principes que le grand appareil 24×30 exposé sous le n° 1.

Cet appareil est employé pour :

1° Le relevé du portrait profil et face au 1/5ᵉ et des poses en pied au 1/20ᵉ ;

2° La photographie métrique d'intérieurs ;

3° La photographie stéréométrique des cadavres vus d'en haut et vus de profil à ras de terre ;

4° La photographie topographique et panoramique, etc. ;

5° Les reproductions d'empreintes digitales, grandeur nature, etc.

792. — 6° **Un pied spécial à plate-forme goniométrique.** Axe de rotation passant par la projection du centre optique de l'objectif, conformément au principe de la fixité du point de vue dans l'espace.

793. — 7° **Une série d'objectifs** comprenant un périgraphe de 60 millimètres, une trousse à tirage constant de 10 centimètres et une trousse 25×33 centimètres, pour le relevé de portraits métriques « profil et face » et les poses en pied.

794. — 8° **Une collection de cheveux** pour l'étude et la notation descriptive des différentes nuances de cheveux selon la méthode de sériation du « Portrait parlé ».

795. — 9° **Un volume sur les méthodes et les instruments de l'anthropologie métrique,** par Alphonse BERTILLON et Dʳ A. CHERVIN.

796. — 10° **Spécimen d'empreintes digitales incolores sur verre** et leurs reproductions photographiques par transparence au moyen d'un éclairage oblique sur fond noir ne nécessitant aucun appareil optique spécial.

797. — 11° **Première identification d'un criminel** au moyen de ses empreintes digitales retrouvées sur le lieu du crime (Paris 1902).

798. — 12° **Étude sur la valeur signalétique des empreintes digitales.**

799. — 13° **Phare électrique portatif à accumulateurs,** avec fil souple et enrouleur automatique, pour servir à la recherche des traces, empreintes, objets, etc., au cours des perquisitions judiciaires.

800. — 14° **Nouveau procédé de décalque des empreintes** au moyen d'un papier adhésif spécial.

801. — 15° **Procédé de moulage à la gutta-percha par pression,** des diverses empreintes et traces d'effractions, relevées au cours de constatations judiciaires, donnant en relief la forme et les caractéristiques des outils employés à l'effraction.

802. — 16° **Types en creux obtenus au moyen de la galvanoplastie,** donnant le fac-similé exact des traces et des empreintes, et permettant la juxtaposition de différents outils en vue de leur identification.

803. — 17° **Photographie de l'appareil dynamométrique double** (par pression ou par traction). Instrument destiné à l'étude et à la reproduction expérimentale des traces d'effractions telles que : pesées, foulées ou écornures, suivant le genre de levier employé. Il enregistre en kilogrammes la force déployée en chaque cas, suivant la position de l'effracteur et le genre de muscles agissant.

804. — 18° **Boîte contenant le matériel et l'outillage** nécessaires pour la recherche des empreintes digitales et pour le moulage à la gutta-percha ou au plâtre, des différentes traces ou empreintes à relever au cours des enquêtes judiciaires.

805. — 19° **Spécimen de moulage en plâtre de traces de pas** relevées sur la terre meuble en vue de leur identification. Contre-types en cuivre, obtenus au moyen de la galvanoplastie, donnant la reproduction minutieuse du dessous des chaussures à identifier avec les moulages en plâtre.

806. — 20° **Série graduée de teintes grises** correspondant à la gamme de Chevreul avec l'indication des matières employées pour servir à la confection des fonds photographiques.

807. — 21° **Série de tests de netteté** pour le réglage des appareils de photographie métrique, le contrôle des trousses d'objectifs à tirage constant, et la recherche du maximum de netteté.

808. — 22° **Modèle des aiguilles à coulisses** utilisées dans les appareils métriques pour l'enregistrement de la ligne d'horizon et du tirage focal. (Voir les appareils 24×30 et 9×14, nᵒˢ 1 et 12.)

809. — 23° **Microscope à éclairage central et à large platine** pour la recherche des traces invisibles sur des objets opaques.

810. — 24° **Spécimens de photographies** prises par surprise au moyen de l'appareil secret.

811. — 25° **Série de photographies du Gladiateur,** prises à différentes distances, pour l'étude des raccourcis perspectifs.

812. — 26° **Focimètre anthropométrique** représentant en grandeur naturelle les différents plans de la figure humaine et muni de tests de netteté, de niveaux, et d'une échelle graduée permettant le réglage, **une fois pour toutes,** de la mise au point et de la réduction à 1/5 des appareils de photographie signalétique.

813. — 27° et 28° **Deux trousses d'objectifs à tirages constants** de 15 et 25 centimètres, avec combinaisons de longueurs focales donnant la netteté à différentes distances, pour le relevé des vues métriques dans les constatations judiciaires. (Voir l'appareil nᵒ 1.)

814. — 29° **Procédé permettant d'obtenir par la photographie le développement sur un plan d'une surface cylindrique,** bouteilles, vase, etc., comprenant :

    1° Un châssis négatif format 50×60, à obturation variable et graduée de la plaque combinée avec un déplacement latéral milli métrique du châssis entier.

    2° Une plate-forme tournante graduée.

815. — 30° **Un modèle agrandi, en plâtre peint, d'oreille** pour l'enseignement du « portrait parlé ».

816. — 31° **Spécimens de quelques yeux peints à l'huile,** pour l'enseignement du « portrait parlé ».

817. — 32° **Un brevet d'étude du signalement descriptif** (portrait parlé). (Arrêté de M. Lépine, préfet de police, du 1ᵉʳ février 1902.)

818. — 33° **Un brevet d'étude de police technique.** (Arrêté de M. Lépine, préfet de police, du 30 août 1912.)

ASSOCIATIONS OU ŒUVRES
DE BIENFAISANCE CRÉÉES A LA PRÉFECTURE
DE POLICE
DANS L'INTÉRÊT DU PERSONNEL

Notices descriptives.

(Voir l'ouvrage : *La Préfecture de Police.*)

819. — **Association Amicale et de Prévoyance de la Préfecture de Police,** reconnue d'utilité publique par décret du 24 décembre 1895.

820. — **Œuvre des Orphelins de la Préfecture de Police,** fondée le 1er avril 1901. Reconnue d'utilité publique par décret du 29 janvier 1906.

821. — **Fondation Alphonse Peyrat,** créée en janvier 1911.

822. — **Association des Commissaires de Police et des Officiers de paix,** fondée en 1882.

823. — **Association Fraternelle du Personnel de l'Administration Centrale,** fondée en 1908.

824. — **Association Fraternelle des Secrétaires de Commissariats de Police,** fondée en 1893.

825. — **Association Fraternelle des Inspecteurs de Commissariats de Police,** fondée en 1899.

826. — **Société d'Assurances mutuelles de la Direction Générale des Recherches,** fondée en 1907.

827. — **Association Fraternelle des Sergents de Ville de Banlieue,** fondée en 1902.

828. — **Association des Ouvriers commissionnés des Halles centrales.** (Forts, Compteurs-mireurs d'œufs, Découpeurs de viande.)

829. — **Caisse de Secours après décès des employés de la Maison départementale de Nanterre,** fondée en 1905.

RÉGIMENT DE SAPEURS-POMPIERS DE LA VILLE DE PARIS

M. CORDIER, ✽, Colonel Commandant.

M. PITOT, ✽, Lieutenant-Colonel.

M. Normand, A. ✿, Capitaine-Ingénieur.

M. Schilt, Lieutenant adjoint à l'Ingénieur.

830. — **Notice descriptive du Service.**

(Voir l'ouvrage : *La Préfecture de Police.*)

Photographies.

831. — **Officiers.** (Tenue de feu.)
— (Tenue de ville.)
— (Grande tenue.)

832. — **Sapeurs.** (Tenue de feu.)
— (Tenue de corvée.)
— (Tenue de ville.)

(Album.)

Peintures.

833. — **Sapeur.** (Tenue de feu.)

834. — **Sapeur.** (Tenue de ville.)

Par Manciet.

(Cadres.)

ENGINS DE SECOURS

835. — **Plan de la disposition des engins de secours dans une caserne.**

(Cadre.)

836. — **Modèle réduit d'un fourgon-pompe.**

(*Constructeurs, Delahaye et Farcot.*)

Peinture.

837. — **Un départ de centre de secours se rendant au feu.**

Par Paul Legrand.

(Cadre.)

Photographies.

838. — Pompe de premier secours.

839. — Fourgon-pompe.

(Cadre.)

Photographies.

840. — Échelle.

841. — Fourgon de protection.

(Cadre.)

Photographie.

842. — Une manœuvre dans une station de secours.

(Cadre.)

Photographie.

843. — Une sortie d'engins de secours.

(Cadre.)

MATÉRIEL AUTOMOBILE A ESSENCE

844. — **Photographies.**

Fourgon-pompe automobile, en ordre de marche.
(Vue avant.)
— — — (Vue arrière.)
— — descente du matériel.
— — en manœuvre.
— — alimentant six lances.
Grande échelle automobile, en ordre de marche.
— — séparée de son porteur.
— — déployée, en manœuvre.

(Album.)

MATÉRIEL AUTOMOBILE ÉLECTRIQUE

845. — **Photographies.**

Pompe de premier secours.
Fourgon.
Grande échelle sur porteur.

(Album.)

MATÉRIEL AUTOMOBILE A VAPEUR

846. — **Photographie.**

Pompe en ordre de marche.

(Album.)

847. — Photographies.

Fourgon automobile en ordre de marche.
Fourgon automobile ouvert.
Fourgon automobile pétroléo-électrique, en ordre de marche.
Fourgon automobile pétroléo-électrique, en ordre de marche, alimentant deux projecteurs. (Chaque projecteur d'une puissance d'un million de bougies.)

(Album.)

848. — Photographies.

Casque respiratoire, tuyau et compresseur d'air.
Sapeur muni du casque respiratoire relié au compresseur d'air.
(Vu de face.)
(Vu de dos.)
Feu de cave. (Utilisation du casque respiratoire; manœuvre du ventilateur.)
Sapeur muni du casque et de l'appareil à régénération d'air.
(Vu de face.)
(Vu de dos.)
Sapeur muni du casque et de l'appareil à air comprimé.
(Vu de face.)
(Vu de dos.)
Utilisation du réservoir d'oxygène.
Ventilateurs hydrauliques.
Accessoires de matériel (lances, etc.).
—   —   (raccords).

(Album.)

AVERTISSEURS D'INCENDIE

849. — Photographies.

Avertisseur installé sur la voie publique.
(Appareil fermé.)
(Appareil ouvert.)
Avertisseur installé dans les monuments et les grands établissements.
Vue intérieure d'un bureau téléphonique et télégraphique.

(Album.)

850. — Photographie.

Monument élevé par la Ville de Paris à la mémoire des Sapeurs-pompiers morts au feu.

(Album.)

851. — Extrait de citation à l'Ordre du Régiment pour belle conduite dans les incendies, sauvetages, actes de probité, etc.

(Album.)

852. — École du Sapeur-pompier. — Description, fonctionnement, manœuvre et entretien du matériel d'incendie et de sauvetage.

(Volume.)

853. — Instruction sur les constructions et les eaux dans la Ville de Paris.

(Volume.)

854. — Ordonnance concernant les mesures préventives et les secours contre l'incendie dans la Ville de Paris (27 mars 1906).

Instructions concernant les mesures préventives de secours contre l'incendie et de sauvetage à appliquer dans les Établissements visés par les articles 46 et 47 de l'Ordonnance de police du 27 mars 1906.

(Volume.)

855. — Arrêté concernant la consigne générale relative au service des sapeurs-pompiers dans les théâtres.

(Volume.)

856. — Statistique des Incendies et des Sauvetages pour lesquels le Régiment de Sapeurs-pompiers a été appelé pendant l'année 1912.

(Volume.)

857. — Panoplie.

Casque.
Raccords divers pour tuyauterie.
Flambeaux à acétylène.
Grosses lances.
Petites lances.
Hachettes.
Clefs tricoises.

LÉGION DE LA GARDE RÉPUBLICAINE

M. KLEIN, O. ✻, Colonel Commandant.

M. BONNEFOY, O. ✻, Lieutenant-Colonel,
Commandant l'infanterie.

M. ROFFERT, ✻, Lieutenant-Colonel,
Commandant la cavalerie.

858. — Peinture.

Garde à pied (grande tenue),
par MANCIET.

(Cadre.)

859. — Photographies.

Infanterie (tenue de service).
Infanterie (grande tenue).
Cavalerie (tenue de service).
Cavalerie (grande tenue).

(Album.)

Gardes républicains cyclistes et Gardiens de la paix cyclistes.

(Voir : *Police municipale.*)

LÉGION DE GENDARMERIE DE PARIS

M. THIÉBAUT, O. ✻, Colonel, Chef de la Légion de Paris.

M. BÈQUE, ✻, Chef d'escadron,
Commandant la Compagnie de la Seine.

860. — Photographies.

Gendarme à pied.
Gendarme à cheval.

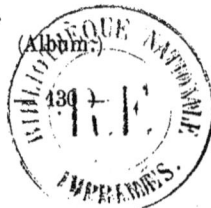

(Album.)

IMPRIMERIE CHAIX, RUE BERGÈRE, 20, PARIS. — 5767-4-13. — (Encre Lorilleux).

www.ingramcontent.com/pod-product-compliance
Lightning Source LLC
Chambersburg PA
CBHW071812090426
42737CB00012B/2057